CONTRIBUTION A L'ETUDE

DES

RAPPORTS DES AFFECTIONS RÉNALES

AVEC LES

MALADIES CHIRURGICALES

PAR

C.-P. BRUCHET,

Docteur en médecine de la Faculté de Paris,
Ancien interne en médecine et en chirurgie des hôpitaux de Paris,
Médaille de bronze de l'Assistance publique,
Lauréat de l'Ecole de médecine de Dijon.

PARIS

ADRIEN DELAHAYE et E. LECROSNIER, ÉDITEURS

Place de l'École-de-Médecine

1881

CONTRIBUTION A L'ETUDE

DES

RAPPORTS DES AFFECTIONS RÉNALES

AVEC LES

MALADIES CHIRURGICALES

PAR

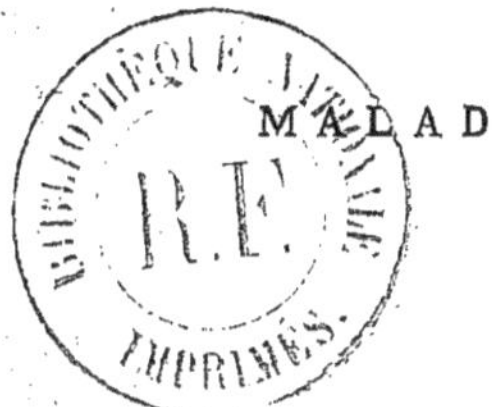

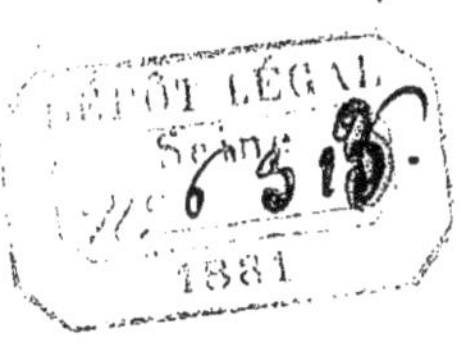

C.-P. BRUCHET,

Docteur en médecine de la Faculté de Paris,
Ancien interne en médecine et en chirurgie des hôpitaux de Paris,
Médaille de bronze de l'Assistance publique,
Lauréat de l'Ecole de médecine de Dijon.

PARIS

ADRIEN DELAHAYE et E. LECROSNIER, ÉDITEURS

Place de l'École-de-Médecine

—

1881

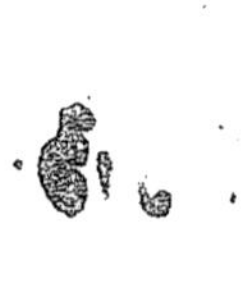

CONTRIBUTION A L'ÉTUDE

DES

RAPPORTS DES AFFECTIONS RÉNALES

AVEC LES

MALADIES CHIRURGICALES

INTRODUCTION.

L'étude des relations, qui existent entre les affections rénales et les maladies accidentelles, ou spontanées, dont s'occupe le chirurgien, doit avoir pour but de déterminer l'influence réciproque, que les unes et les autres exercent sur leur évolution respective.

Tout d'abord, il est nécessaire, ce nous semble, de la diviser en deux grands chapitres : l'un, véritablement de pathologie spéciale ; l'autre, de pathologie générale. Le premier devrait être consacré, en effet, à la pathologie des voies urinaires et aux rapports qui unissent les lésions des voies de l'excrétion urinaire, avec celles du parenchyme rénal.

Il existe, entre ces deux parties d'un même système, des

relations pathologiques aussi directes et aussi intimes que le sont les rapports anatomiques et physiologiques ; si bien, que toute lésion portant sur un point de ces voies d'excrétion, surtout si elle crée le moindre obstacle à l'émission de l'urine, retentit rapidement sur le rein ; il en résulte des lésions de cet organe, qui compliquent, alors, singulièrement l'affection chirurgicale, et surtout, changent absolument le pronostic des opérations qu'on peut être appelé à pratiquer.

Aussi, dans les affections de ce genre, le chirurgien doit-il toujours se préoccuper, avec le plus grand soin, de l'état du rein, et baser ses décisions thérapeutiques sur la notion qu'il en peut avoir.

C'est là, un précepte que de nombreux travaux ont rendu indiscutable ; et, il suffit de citer les noms de Velpeau, de Rayer, de Civiale, de Brodie, Thomson, Rosenstein, de Verneuil, de Dolbeau, pour remettre en mémoire la part que chacun de ces auteurs a prise dans l'étude des lésions rénales qu'on rencontre en de telles circonstances, et des complications auxquelles elles exposent.

Plus récemment, de l'enseignement et du service du professeur Guyon, sont sortis une série de travaux qui ont achevé d'élucider cette question des lésions rénales dans les maladies des voies urinaires, tant au point de vue de leur nature et des conséqnences qu'elles entraînent, que de la symptomatologie qui leur est propre ; ce sont les thèses de nos collègues, Malherbe, Alfr. Jean, P. Bazy.

Enfin, M. Ledentu, dans le livre par lequel il vient de compléter l'œuvre de Voillemier, leur a consacré un chapitre des plus intéressants, où sont résumés et commentés les travaux précédents.

Nous n'avons donc pas à reprendre ce sujet après tant de chirurgiens autorisés.

La littérature médicale est moins riche, au sujet des rapports des affections rénales avec les maladies chirurgicales des régions et des organes indépendants du système urinaire. Et cela se conçoit : il n'y a plus entre les deux lésions une dépendance, une subordination aussi immédiate, ni aussi évidente : ce sont deux systèmes, deux organes différents, affectés simultanément, ou consécutivement; il n'y a entre eux, normalement, d'autres corrélations que celles qui existent entre les différentes parties d'un même organisme ; c'est donc aussi par l'intermédiaire des éléments qui constituent un lien commun entre les viscères et entre les divers tissus, c'est-à-dire par l'intermédiaire des humeurs et des grands systèmes organiques, servant à la nutrition générale que doit s'établir, si elle existe, la relation pathologique dont nous parlons.

En un mot, ce qui domine et dirige l'influence réciproque de ces deux ordres d'affections, c'est l'état constitutionnel déterminé par l'une d'elles, la première en date, quelquefois par les deux en concomitance.

C'est ce qui nous explique, pourquoi cette question de corrélation pathologique n'a été soulevée qu'au moment où on commença à faire application, en chirurgie, des données de pathologie générale, qui déjà et depuis longtemps, servaient de guide précieux en pathologie interne.

C'est depuis qu'on s'est efforcé de déterminer l'influence des dystrophies constitutionnelles sur l'évolution des lésions traumatiques, qu'on a étudié au même point de vue, les modifications de la nutrition causées par l'albuminurie et plus généralement par les troubles ou l'arrêt de la fonction rénale.

Bruchet. 2

Bien que des auteurs considérables aient touché à cette question, on peut dire qu'elle est toujours à l'étude et à l'ordre du jour, parce qu'on ne saurait trop multiplier les observations et parce que le sujet est tellement vaste, qu'il n'est pas près d'être épuisé.

La variété des combinaisons pathologiques, auxquelles donnent lieu la coïncidence des maladies constitutionnelles et des lésions accidentelles, est presque infinie ; aucun fait de ce genre n'est à dédaigner ou à perdre ; il demeurera toujours du plus grand intérêt d'en réunir de nouveaux et de pouvoir les comparer à ceux qui ont été précédemment recueillis et analysés.

C'est du moins, la conviction que nous laissent et l'enseignement de M. le professeur Verneuil, et les faits dont nous avons été si souvent témoins, et les quelques recherches consacrées à ce travail auquel nous aurions désiré pouvoir donner plus de temps et surtout plus d'autorité.

Avant d'entrer en matière, nous sommes heureux de remercier ici, de la bienveillance qu'ils n'ont cessé de nous témoigner, tous nos maîtres dans les hôpitaux, et en particulier M. Verneuil, à qui nous devons l'inspiration de ce travail et tant d'excellents conseils.

Les examens histologiques, par lesquels nous avons voulu compléter nos observations, ont été faits au laboratoire des hôpitaux ; nous tenons à remercier aussi notre excellent ami, M. Mayor, directeur de ce laboratoire, de l'obligeance qu'il a mise à nous aider dans l'interprétation de nos préparations, toutes les fois que nous avons eu besoin d'avoir recours à sa compétence bien connue.

M. le Dr H. Petit, a bien voulu nous fournir des renseignements bibliographiques précieux, dont nous lui sommes très reconnaissant.

DIVISION DU SUJET.

En appliquant à notre sujet la classification des blessés établie par M. Verneuil, nous devons nous occuper de deux catégories de malades : 1° des albuminuriques — nous employons ce mot pour éviter une périphrase — des albuminuriques, qui subissent un traumatisme ; 2° des blessés qui deviennent albuminuriques.

Il y a, en effet, à considérer d'une part, ce qui va résulter d'une blessure reçue par un individu déjà atteint d'une lésion entraînant un trouble dans les fonctions rénales, et, d'autre part, ce que déterminent, du côté des reins, certaines affections chirurgicales, chroniques le plus souvent, qui, par leur nature et leur persistance, produisent des modifications importantes de l'état général du sujet, et, secondairement, des lésions viscérales. Le rein est, peut-être, l'organe qui devient, le plus vite et le plus facilement, le siège de ces déterminations pathologiques secondaires, lesquelles, sont susceptibles de se comporter tout comme les lésions spontanées les plus graves, et survivent, le plus souvent, du moins, à la cause première, quand elle vient à être supprimée : c'est ainsi que, secondaires en date, elles deviennent premières en importance et constituent presque tout, sinon tout le danger.

De là, la division en deux parties de ce travail : La première aura trait à l'influence des affections rénales primitives sur l'évolution des lésions traumatiques, et réciproquement ; la seconde, aux lésions rénales secondaires, déterminées par certaines affections chirurgicales.

PREMIÈRE PARTIE

HISTORIQUE.

L'influence exercée, par les états constitutionnels, sur l'évolution des lésions traumatiques, n'a commencé à être recherchée et mise en lumière que depuis une époque relativement très récente.

Il n'y avait guère, autrefois, qu'une catégorie de malades, dont les chirurgiens se préoccupaient, au point de vue surtout des indications opératoires : c'étaient les tuberculeux et les scrofuleux ; et à ce sujet, ils étaient loin d'être d'accord.

Quant aux modifications de nutrition et de résistance, qu'entraînent, pour l'organisme, certains états pathologiques, ou même physiologiques, le diabète et la grossesse, par exemple, quant aux conséquences qu'ils peuvent avoir, à l'occasion d'un accident, ou d'une blessure chirurgicale, on ne s'inquiétait pas beaucoup de chercher à les connaître d'une façon précise. On savait moins encore, au sujet des lésions des viscères importants, dont les fonctions ont cependant une influence si prépondérante sur les compositions des humeurs et la nutrition générale, d'autant que ces affections viscérales étaient, pour la plupart, à peine ou pas du tout connues.

Lorsque les travaux des pathologistes anglais, de Wells, de Blackall, de Bright surtout, eurent montré les relations de certaines hydropisies avec l'albuminurie et de celle-ci avec des lésions rénales, on observa, de bonne heure, les accidents, dont, de minimes lésions des téguments deviennent facilement le point de départ chez les albuminuriques; il est vrai, qu'on ne les remarqua guère, que sur les points infiltrés d'œdème, et qu'on les rapporta, non sans raison, à l'état particulier des téguments atteints d'anasarque.

Cependant, un peu plus tard, Rayer, dans le chapitre de son admirable livre, où il examine les rapports de la néphrite albumineuse avec l'érysipèle, croit que ces complications, « l'érythème, les taches bleues et les bulles noirâtres de la peau, le phlegmon simple et le phlegmon gangréneux des membres », reconnaissent, sans doute, pour principale cause, la distension excessive du tissu cellulaire et de la peau ; mais le développement en est aussi favorisé par la disposition *phlogistique* qui se montre, sous tant de formes, dans la néphrite albumineuse chronique. Il pense, que ces inflammations phlegmoneuses et érythémateuses sont bien plus fréquentes, dans les hydropisies d'origine rénale, que dans celles d'origine cardiaque. « De même aussi, ajoute-t-il, je puis affirmer que les mouchetures et les scarifications, si souvent salutaires dans les hydropisies, qui dépendent des maladies du cœur, sont presque toujours fâcheuses dans l'hydropisie consécutive à la néphrite albumineuse; car souvent, elles donnent lieu au développement de ces inflammations phlegmoneuses. »

Rayer attire aussi l'attention sur les rapports des affections gangréneuses avec cette même néphrite parenchymateuse, mais surtout au point de vue de l'influence étiologique que les premières peuvent avoir sur la seconde.

On ne tarda pas à noter d'autres accidents favorisés par ce qu'on appelait déjà la maladie de Bright.

Dans un mémoire publié dans « Guy's hospital Reports » en 1842, John Lever signale les maladies de la rate et celles des reins comme causes d'hémorrhagie après la délivrance : il en cite 3 cas chez des femmes atteintes de « maladie de Bright. »

D'autres accoucheurs, du reste, Blot, Devilliers, ont confirmé cette observation.

Mais, le premier travail véritablement important, au point de vue chirurgical, sur le rôle que jouent les affections rénales, dans la détermination des accidents de ce genre, et d'autres plus graves, est un mémoire de Norman Chevers, inséré dans « Guy's hospital Reports » de 1845 et traduit en partie dans le Journal de chirurgie de Malgaigne de la même année.

« Nous recommandons particulièrement à nos lecteurs, dit le traducteur, une étude attentive de ce travail, l'un des plus remarquables qu'ait publiés depuis quelques années la presse médicale anglaise. »

M. Verneuil, dans son importante communication faite au Congrès de Paris, 1867, rappelle l'œuvre de Chevers, dont « il a été très frappé » et qui depuis, a toujours été, je pense, consultée par ceux, qui se sont occupés de ces questions générales.

Ce mémoire, en effet, conçu avec un esprit de grande sagacité et de rigoureuse observation, ouvre positivement la question de l'influence des « états morbides de la constitution » sur les lésions traumatiques et sur la gravité des opérations.

S'appuyant sur un grand nombre de faits qu'il a réunis et analysés, Chevers critique les diverses théories par lesquelles, on a cherché à expliquer la manifestation des principales causes de mort, après les opérations, et conclut qu'aucune n'est satisfaisante, et qu'il faut très probablement rattacher toutes ces lésions locales à un état morbide antérieur de la constitution, à une sorte de cachexie, qui proviendrait surtout d'une altération chronique des reins, du foie ou de la rate, ensemble, ou séparément, et ce serait à la dégénérescence de ces viscères, plutôt qu'à la gravité des blessures ou des opérations, que les inflammations internes consécutives devraient naissance.

« Il est presque impossible, dit-il, de suivre longtemps, avec attention, les cliniques de l'un des grands hôpitaux de Londres, sans reconnaître, qu'une très grande partie des sujets, qui succombent aux effets secondaires des lésions mécaniques, avaient été atteints de quelque affection marquée, et souvent, sous forme très aiguë, des reins, du foie ou de la rate ou de tous ces organes à la fois. »

Il insiste notamment sur les lésions rénales qu'on trouve fréquemment et les complications dont elles sont l'origine, chez un grand nombre de sujets succombant dans ces conditions. Sur 153 cas de mort, par les effets secondaires des opérations et des lésions mécaniques de toutes sortes, les reins furent trouvés dans un état de maladie manifeste chez 72 sujets : ils paraissaient à l'état sain chez 26 : l'examen était douteux ou ne fut pas fait dans les autres cas.

M. Chevers montre, de plus, que la gravité des lésions traumatiques et des opérations chez les albuminuriques, tient à une double cause ; d'une part, à ce que l'affection rénale fait de l'individu un mauvais terrain pour les blessures ; d'autre part, à ce que le traumatisme lui-même retentit sur la maladie viscérale, pour l'aggraver ou en activer la marche.

« Il ne saurait rester aucun doute, que l'état d'excitation

vasculaire générale qui suit le plus grand nombre des opérations et des lésions traumatiques, risque singulièrement, (en déterminant une congestion additionnelle des reins déjà frappés de maladie et de faiblesse), de porter une atteinte si complète à leur fonction sécrétoire, qu'elle entraîne les effets destructeurs, qui résultent invariablement d'une suppression absolue de l'urine et de l'accumulation consécutive de l'urée dans le sang... »

Le travail de Chevers, comme nous aurions voulu le montrer par cette rapide analyse, touche donc à toutes les faces du sujet ; c'est, on peut le dire, une œuvre capitale.

Depuis Chevers, deux des chirurgiens les plus considérés de notre époque ont poursuivi l'étude de ces questions de pathologie générale, Sir James Paget et notre vénéré maître, M. le professeur Verneuil, dont on connaît la prédilection pour cet ordre de recherches.

Cependant, nous devons à l'obligeance de M. H. Petit l'indication d'un travail publié en 1854 et dans lequel, sans doute, on trouverait des documents précieux sur le sujet qui nous occupe ; car il est dû à la plume de Porta ; mais il est absolument introuvable, du moins en France ; il a pour titre : Delle malattie generali interne riverberate da operationi e malattie chirurgeche locali externe. »

C'est dans diverses leçons cliniques bien connues, surtout, depuis que M. H. Petit nous en a donné la traduction, que S. J. Paget insiste sur l'importance de l'état constitutionnel, chez les opérés. Il signale aussi, particulièrement, les funestes conséquences des affections rénales.

« Certaines maladies des reins augmentent les risques des opérations, plus, je crois, que les maladies également chroniques de tout autre organe interne. »

M. Verneuil, de son côté, et vers la même époque, aus-

sitôt « en possession d'un champ d'observation personnelle » se met en devoir de contrôler les assertions de
Chevers, et ces grandes questions générales deviennent
l'objet de ses incessantes préoccupations.

En 1867, dans son importante communication au Congrès
international de Paris. — De l'influence des états diathésiques sur le résultat des opérations chirurgicales, — M. Verneuil établit l'importance qu'il y a, à faire des « catégories »
dans la classe des blessés, catégories basées sur l'état de la
santé générale avant le traumatisme : il montre la nécessité de s'occuper de l'état organique du blessé, d'étudier
les conditions pathologiques et même physiologiques dans
lesquelles il peut se trouver, si on veut arriver à « connaître exactement le pronostic de chaque opération en général et pour chaque cas particulier..... »

« Je n'ai fait, ajoutait M. Verneuil, que poser des questions sans les résoudre..... Mais énoncer un théorème
sans le résoudre, c'est s'engager implicitement à en donner,
plus tard, la démonstration. Aussi, je me propose de consa-
crer la meilleur partie de mon activité scientifique et de
mon expérience pratique, à prouver que les états généraux
anciens et récents, diathésiques ou héréditaires, dominent
de haut, le pronostic des opérations chirurgicales, et constituent la source la plus riche, peut-être, des indications
et contre-indications opératoires. »

Nous savons tous comment M. Verneuil a rempli l'en-
gagement solennel qu'il venait de prendre. Nous l'avons
vu et nous le voyons chaque jour travailler sans relâche à
la poursuite de ce but, la connaissance précise des conditions qui réglementent et dirigent l'évolution des traumatismes et régissent les indications opératoires.

Il ne cesse de recueillir tous les faits fournissant quelque instruction à cet égard ; et ils sont nombreux, quand on veut bien « y regarder » et ne pas les laisser passer inaperçus ; il s'est attaché à les réunir, à les comparer, à les porter devant les Sociétés savantes. Académie de médecine, Société de chirurgie, Société anatomique, etc., pour les soumettre au jugement et à la saine critique des hommes compétents et appeler le concours de tous les travailleurs. Chaque jour aussi, dans son enseignement, c'est sur l'importance de ces données de pathologie générale qu'il aime à attirer l'attention de ses auditeurs.

Il a inspiré, également, presque tous les travaux qui se sont succédé, dans ces dernières années, avec le but de résoudre un point du vaste problème soulevé.

C'est en ce qui concerne les lésions rénales, la thèse de Zantiotis (1869), puis celles de Revouy, de Maldant (1876), enfin celle de Leneveu (1878). Signalons aussi celle de Depasse (1877). C'est sous l'influence des mêmes idées qu'a été proposée et conçue la thèse d'agrégation de M. Berger (1875).

La thèse de M. Bouilly (1877), et un mémoire du même auteur dans les Arch. gén. de médecine (1877–78) touchent encore à ces matières.

On trouvera enfin d'assez nombreux faits se rattachant à cette étude, dans les publications périodiques anglaises les « Guy's et Saint-Thomas, hosp. Rep. » (notamment un mémoire de John Birkett) (1870), et dans les Bulletins de la Société anatomique de diverses époques.

CHAPITRE PREMIER

DE LA MARCHE DES LÉSIONS TRAUMATIQUES CHEZ LES
ALBUMINURIQUES.

La connaissance, de plus en plus complète, de la physiologie normale et pathologique du rein a montré toute l'importance du fonctionnement régulier de ces glandes d'excrétion ; il serait puéril, de notre part, après de si nombreux travaux, bien connus de tous, sur la matière, de vouloir répéter quelles modifications apportent, à la composition des liquides de l'économie, le défaut de sécrétion des matériaux de l'urine.

On sait aussi, à quels accidents et à quel résultat aboutit l'évolution naturelle des lésions dont le dernier terme est la destruction, l'atrophie des éléments importants de la glande, à laquelle s'ajoute souvent, comme autre élément morbide, le passage de l'albumine dans les urines; nous n'avons pas à refaire cette symptomatologie.

Tout ce qu'il convient de dire, c'est que, organe essentiellement chargé de l'élimination de matériaux organiques usés, de déchets devenus non seulement inutiles. mais nuisibles à l'organisme, le rein est un véritable régulateur de la nutrition et, par conséquent, de la résistance vitale des tissus. Toute altération anatomique qui va en restreindre les actes secrétoires, par suite des modifications chimiques qu'il en résultera, pour les humeurs et certainement aussi pour les solides, détruira une partie de la force de résistance dont les tissus et l'organisme entier sont pourvus, contre les causes de destruction qui les menacent ou les frappent.

C'est là, presque une vérité banale et qu'il est à peine besoin de formuler ; mais il devient utile de rechercher par l'étude des faits, dans quelles limites la vitalité de tissus est amoindrie, et dans quelle mesure, ils sont encore susceptible de fournir à la réparation.

Les éléments anatomiques, à l'état normal, c'est-à-dire, jouissant de toutes leurs propriétés organiques, tendent naturellement à réparer les dommages causés à l'organe dont ils font partie ou même à l'organe voisin ; et cela, comme le dit M. Bouilly « par un série d'actes se succédant dans un ordre déterminé, aussi régulier que ceux du développement embryonnaire ».

Si, par la dytrophie constitutionnelle, cette activité est atténuée, jusqu'à quel point l'est-elle ? quelle somme de lésions, pourrait-on dire, permet-elle encore ? et par quels moyens, est-il en notre pouvoir de l'augmenter ? Voilà ce qu'il serait important de déterminer, moins encore pour le traumatisme accidentel dont n'avons guère qu'à constater et, il est vrai, aussi à diriger les effets, que pour le traumatisme chirurgical, dont l'opérateur est responsable, dans une certaine mesure, et dont il doit connaître la portée nocive aussi bien que la ressource curative.

Chez ces mêmes albuminuriques blessés, il y a un autre élément à considérer et ce n'est pas le moins important. On sait que, dans certains cas, le traumatisme bat le rappel de l'affection constitutionnelle : chez nos albuminuriques, va-t-il laisser indifférente la lésion rénale existante, sans agir sur sa lenteur d'évolution, ou bien va-t-il, par une action à distance, lui donner un regain d'activité et précipiter des accidents qui, dans l'ordre régulier, ne seraient survenus que beaucoup plus tard?

C'est en réalité cette dernière éventualité qui avait frappé Norman Chevers. Nous nous efforcerons de faire servir les observations qui vont suivre à ce double enseignement.

§ I. La forme la plus simple des traumatismes est la contusion, qui laisse intacte l'enveloppe protectrice des téguments et, par conséquent, ne porte aucune atteinte à l'obstacle naturel qui s'oppose à l'influence nocive du milieu extérieur, par exemple, à l'entrée des germes infectieux.

. Comment va se comporter un semblable traumatisme chez un albuminurique, ou mieux en quoi sera-t-il différent, dans ses conséquences, d'avec ce qu'il serait chez un individu n'ayant aucune tare organique! Car, on se saurait fixer, d'une manière générale, le pronostic de la contusion, si variable dans ses effets, suivant son étendue, suivant surtout les organes sur lesquelles elle porte, mais on peut comparer les cas particulier; c'est ce que nous voulons essayer de faire en citant quelques faits.

OBSERVATION I.

(Personnelle).

G... (Jean), âgé de 39 ans, maçon, entre le 15 avril 1880, salle Saint-Louis, lit n° 23, dans le service de M. Verneuil.

Homme petit, mais trapu, ayant toujours été bien portant : il n'a eu, en fait de maladies, que des accidents. A l'âge de 20 ou 21 ans notamment, un fusil lui a éclaté dans la main gauche en y produisant des dégâts considérables. Dans les soins consécutifs, on se borna à peu près, et avec raison, à l'expectation; il ne lui reste de cette main que le petit doigt, entraîné dans l'abduction et le pouce dont le métacarpien manque, mais dont les deux phalanges restantes fonctionnent avec une grande mobilité; ces deux doigts constituent une sorte de pince qui lui rend les plus grands services.

Lundi, 12 avril, il était allé à son travail, comme d'habitude, et sans se sentir malade le moins du monde. Dans la journée, il monte sur une échelle pour recevoir et tendre des tuiles : à un certain moment, s'étant penché pour atteindre celles qu'on lui lançait, il perdit l'équilibre et tomba le côté gauche sur un rouleau de bois. La chute fut assez violente, car il fut quelques minutes avant de pouvoir se relever. Il s'assit pourtant et resta deux heures environ avant de se remettre à l'œuvre ; mais alors, souffrant beaucoup de son côté, il ne put plus rien faire, rentra chez lui et prit le lit. Le lendemain, il se sentit encore trop souffrant pour retourner à son ouvrage et continua à rester couché : il en fut ainsi le mercredi et le jeudi, jours où la fièvre, déjà apparue le mardi, devint plus forte. C'est alors qu'il se décida à entrer à l'hôpital.

16 avril. L'examen du côté contus ne révèle aucun traumatisme grave : il n'y a pas de signe de fracture de côte, mais la pression et la percussion sur la partie supérieure de ce côté, en avant, sont douloureuses et on entend à ce niveau un souffle bronchique fort qui, avec une matité relative très prononcée, dénote de l'induration pulmonaire du sommet correspondant. Le souffle bronchique s'entend aussi en arrière dans la fosse sous-épineuse ; pas de râles crépitants à l'inspiration simple. On en perçoit quelques-uns vers l'aisselle et en avant quand on fait tousser le malade.

L'état général ne paraît du reste pas très grave.

M. Verneuil fit appliquer 6 ventouses scarifiées sur le côté malade, puis on donna un léger purgatif suivi d'une potion de Tood : bouillons, potages.

Le 17. Rien de bien changé dans l'état du malade. Expectoration peu abondante, visqueuse, très légèrement teintée. Le souffle est un peu plus étendu en arrière. — On appliquera un vésicatoire en avant sur le côté atteint.

Le soir, le malade est beaucoup plus souffrant : il est oppressé, congestionné, et comme le vésicatoire mis en avant a pris à peine, on lui en place un second de petites dimensions en arrière. — Potion de Tood et laudanum de Rousseau, 8 gouttes.

Le 19. La pneumonie traumatique dont est atteint notre malade n'avait tout d'abord, comme c'est l'habitude, présenté rien de bien inquiétant, mais elle prend une allure grave.

Le malade est très déprimé, il a du subdélirium : l'oppression est plus forte que sembleraient l'indiquer les lésions pulmonaires, qui ne se comportent pas non plus, d'ailleurs, d'une manière franche. C'est alors que nous songeons à examiner l'urine du malade et nous y trouvons une assez grande quantité d'albumine. Nous ne pensons pas qu'elle doive être attribuée à l'application des deux petits vésicatoires, dont l'un a, à peine, produit un peu d'érythème; car il n'y a aucun signe de cystite cantharidienne et les urines sont pâles et analogues aux urines albumineuses. Il est plus rationnel de croire à une lésion ancienne du rein qui explique bien, du reste, l'évolution inaccoutumée de la pneumonie. — Régime lacté, potion de Tood.

Le 22. Une amélioration paraît s'être produite : la dépression est moindre et le facies meilleur. La température est tombée, s'est rapprochée de la normale, et le pouls est excessivement lent (48—52 p.).— Le malade ne boit que du bouillon, de l'eau rougie et du bagnols.

Le 23. Le malade est moins bien qu'hier.

La température continue à être basse et le pouls très lent (48 p.), mais la face est plus hébétée et a un aspect typhoïde plus prononcé qu'hier. Le malade est affaissé ; il parle en marmottant et en souriant d'un air placide ; il est presque toujours somnolent. La nuit dernière, il a été calme ; il a seulement parlé à deux ou trois reprises sans trop d'agitation.

Le souffle pneumonique est un peu moins intense en haut et un peu moins étendu en bas : dans le tiers inférieur, on entend à mesure qu'on descend des râles crépitants humides, puis des râles humides de plus en plus gros.

En avant, la respiration est redevenue presque normale, de même dans l'aisselle. M. Peter est appelé près de ce malade. L'aspect typhique est si prononcé qu'il cherche d'autres signes de fièvre typhoïde et enfin, comme M. Verneuil, attribue l'état grave et l'abaissement de la température ainsi que celui du pouls à l'intoxication urémique concomitante.

On insistera dans le traitement sur le café, les acides végétaux ; oranges, citrons et les toniques. Eau vineuse, potion de Tood. T. M. 37,5. s. 37,5.

Le 24. Le malade est toujours affaissé et somnolent ; il parle en marmottant, se montre exigeant, se plaint qu'on ne lui donne pas à boire ni à manger. Les dents sont fuligineuses et l'aspect typhique très prononcé. Quand on s'approche de lui, on le trouve presque toujours les yeux fermés et sommeillant, mais il s'éveille au moindre bruit qui se fait près de lui.

Les signes stéthoscopiques paraissent s'améliorer. C'est ainsi qu'il y a des râles crépitants humides dans une grande étendue au niveau de la partie moyenne du poumon. Expectoration peu abondante : il ne tousse pas beaucoup du reste ; ses crachats sont visqueux, aérés et presque nullement teintés.

Le 25. Même état. Urine des vingt-quatre heures : 1,400 cc. Toujours de l'albumine.

Le 26. Signes stéthoscopiques moins satisfaisants. Avec les râles de la partie moyenne existe un souffle bronchique à la partie inférieure du poumon. Il n'y a toujours pas grande réaction. Le malade reste dans l'adynamie, il est toujours somnolent, grognon, ne veut pas de sa potion de Tood, n'accepte à boire que du vin : il prend le lait avec dégoût et en petite quantité, il prend plus volontiers du bouillon.

On insiste sur les boissons vineuses, le café ; les urines contiennent toujours une très notable quantité d'albumine. L'état du malade est très alarmant et fait craindre une terminaison fatale.

Le 28. Il y a un peu d'amélioration ; le souffle pulmonaire est moindre et les râles se rapprochent de la base en disparaissant des parties moyenne et supérieure.

Notre homme est aussi moins affaissé, mais il se plaint toujours et réclame du vin, refuse son lait. Il voudrait essayer de manger, non qu'il ait véritablement faim, mais, dit-il, pour prendre des forces, car il songe à s'en aller. Urines, 1,300 cc.

1er mai. Les signes stéthoscopiques annoncent décidément la rétrocession de la pneumonie : il n'existe plus qu'une légère matité à la base et des râles sous-crépitants ; il n'y a plus de souffle.

L'état général bien que meilleur n'est encore guère brillant. Le visage est pâle, maigri, et le malade reste très affaibli. Cependant il est plus éveillé, s'assied sur son lit, mange un peu, des potages, des côtelettes, et parle sérieusement de rentrer chez lui : nous le décidons à grand peine à rester.

Le 5. Bien qu'il n'ait commencé à se lever que depuis deux jours, il réclame absolument son exeat. Il est cependant loin d'être tout à fait remis, et est encore très affaibli. Il est vrai que du côté de la poitrine on ne trouve plus guère que quelques râles sous-crépitants et des rhoncus assez limités. La respiration se fait assez bien et la résolution de la pneumonie est plus complète que nous n'osions l'espérer. Seulement l'albumine persiste et constitue à influer sur l'état général, en sorte qu'il est à craindre qu'il ne subisse bientôt les funestes conséquences de son affection rénale.

Je suis allé au mois d'avril de cette année, au domicile de notre malade, m'informer de ce qu'il était devenu. Je n'ai pu le voir, mais on m'a affirmé qu'après sa sortie de l'hôpital, il était resté longtemps souffrant et faible, et que peu à peu il s'était rétabli et paraissait maintenant bien portant. Il avait pu reprendre son pénible travail.

Observation II.

(Due à l'obligeance de mon excellent collègue et ami, M. Richardière).

Observation d'un malade chez lequel un traumatisme paraît avoir déterminé une poussée aiguë dans le cours d'une néphrite interstitielle.

M. (Louis), âgé de 44 ans, exerçant la profession de maçon, entre le · février, salle Saint-Gabriel, lit n° 11.

Antécédents pathologiques. — Fièvres intermittentes en Chine il y a quatorze ans. Pas d'autres maladies.

Le malade entre à la salle Saint-Gabriel le 13 février pour une chute d'un premier étage faite le jour même.

Au moment de l'entrée, nous constatons une vive sensibilité de la région lombaire et de la région fessière, et cela sans rougeur notable ni ecchymose. Les muscles qui entourent l'articulation de la hanche sont violemment contractés et gênent l'examen. Pas de sensibilité particulière au niveau de la crête iliaque, pas de crépitation sur l'os iliaque. En un mot, aucun signe de fracture de l'os des iles ni du fémur. La tète du fémur semble légèrement déplacée et subluxée. Les mouvements de la cuisse droite sont impossibles, excessivement douloureux quand on cherche à les effectuer de force ; l'adduction est impossible. On croit sentir la tète fémorale en dehors du cotyle. Le malade n'a pas uriné de sang. Il pisse facilement. Anesthésié par le chloroforme pour compléter le diagnostic et parfaire l'examen ; les muscles étant dans la résolution, les mouvements, même celui d'adduction deviennent possibles. Il semble qu'il n'y ait en réalité qu'une contusion de la hanche, pas de luxation. On n'a pas eu la sensation du bruit qui accompagne la réduction et la rentrée de la tète fémorale dans le cotyle.

Le soir même de cette tentative, le malade se plaint d'un violent point de côté à droite. Il y a 39°. L'examen stéthoscopique fait voir que si la percussion est normale, on entend de nombreux râles sous-crépitants dans l'aisselle. L'examen physique minutieux est d'ailleurs fort difficile vu les douleurs qu'occasionnent au malade les moindres mouvements.

Les urines sont très albumineuses. Notre attention ayant été appelée du côté des reins par cet examen de l'urine, nous interrogeons le malade au point de vue d'une néphrite interstitielle et nous ne pouvons relever aucun œdème antécédent, seulement un peu de polyurie.

Bruchet.   3

Le cœur nous donne des renseignements précieux. Son ventricule gauche est notablement hypertrophié. La point bat dans le sixième espace et à gauche de la ligne mamelonnaire. Le deuxième bruit est très nettement dédoublé à la pointe. Rien à l'orifice aortique.

Application de ventouses scarifiées au niveau du point douloureux sur la poitrine.

Les jours suivants, le point de côté disparaît, mais les râles sous-crépitants persistent une huitaine de jours, sans qu'on puisse constater aucun signe d'épanchement dans la plèvre, aucun signe de pneumonie.

L'albumine persiste en devient même plus abondante. Le mouvement fébrile continue. Pas d'œdème d'aucune nature. Pas de douleurs lombaires.

Le 24. Les mouvements de la cuisse deviennent plus faciles ; La douleur au niveau de la hanche a disparu et la lésion locale est en très bonne voie ; Le malade demande à se lever. Plus de râles sous-crépitants dans la poitrine ; La respiration est normale dans les deux poumons. Toujours de l'albumine, mais en quantité moindre ; Le malade urine environ 1 litre 1/2 par jour.

3 mars. Les urines sont moins abondantes ; l'albumine a beaucoup diminué : traitées par la chaleur, elles présentent un très large nuage albumineux.

Le 15. Le malade guéri de sa lésion traumatique demande à partir pour Vincennes.

Son état général est bon. Encore un peu d'albumine.

Dans ces deux cas, car on voit que le traumatisme borné à une contusion, du thorax, dans l'un, de la hanche, dans le second n'a pas suivi les allures normales, n'a pas eu la simplicité qui sont habituelles à un accident de cette nature.

Chez notre malade, il y a eu détermination presque immédiate d'une pneumonie sans qu'il y ait même eu de fracture de côte, ce qui déjà, n'est pas très fréquent ; de plus, cette pneumonie n'a pas évolué comme le fait, d'habitude, la pneumonie traumatique, d'ordinaire si bénigne et si prompte à arriver à résolution.

Elle a été très menaçante, et ce n'est pas par son étendue, ni, par conséquent, par l'obstacle à l'hématose, qui en résultait qu'elle fut dangereuse; mais elle a eu un retentissement considérable sur cet organisme débilité, moins résistant; elle s'est accompagnée d'une dépression, d'un affaissement faisant ressembler le malade à un typhique. Rien n'a été régulier, ni correct; les signes physiques disparaissent en un point, reparaissent en un autre sans donner l'idée d'une pneumonie qui s'étend graduellement; le réaction fébrile a été faible, évidemment atténuée par un certain degré d'intoxication urémique comme le constata avec M. Verneuil. M. le prof. Peter. En somme, ce fut tout l'aspect symptomatique des pneumonies secondaires, pnemonies bâtardes, irrégulières dans leur invasion, comme dans leur terminaison, et qui sont graves surtout par l'étatconstitutionnel de sujet atteint.

Dans la seconde observation, nous voyons encore la guérison d'une contusion de la hanche être entravée par quelques circonstances insolites, troublée par quelques accidents du côté du poumon, etc. Enfin chez tous les deux, le rein a reçu le contre-coup du traumatisme ; il s'agissait de deux hommes évidemment atteints de néphrite interstitielle avant l'accident qui leur arrive ; à ce moment l'affection restait latente, l'économie s'y était faite, pour ainsi dire ; les fonctions s'accomplissaient à peu près bien ; tous deux allaient, venaient et travaillaient comme d'habitude ; mais ils subissent la secousse traumatique, les signes de la lésion rénale deviennent aussitôt plus apparents, et l'albumine augmente. C'est que, vraisemblablement, sous l'influence de l'ébranlement que détermine un accident traumatique même minime, il se fait du côté du rein, du moins quand il est déjà le siège de quelque altération anatomique, une congestion réflexe qui apporte un nouvel obstacle à l'accomplissement de la fonction rénale, tout en favorisant la sortie d'une plus grande quantité d'albumine ; nous aurons plus tard à discuter plus en détail comment on peut interpréter physiologiquement, ces sortes de poussées aiguës, comme on dit en clinique.

Ce qui prouve qu'il s'est agi d'un phénomène passager, c'est que les deux malades ont fini par se rétablir, que l'albumine a diminué dans les urines et probablement est revenue à la quantité rendue avant les accidents. L'orage passé, tout paraît être rentré dans l'ordre relatif antérieur, la lésion rénale a repris son allure lente et silencieuse, laissant encore le fonctionnement de la sécrétion urinaire se rétablir suffisant pour subvenir aux nécessités de la nutrition et des dépenses organiques régulières.

Mais l'exemple le plus néfaste de l'influence que peut avoir, sur les déterminations d'un traumatisme même léger, l'existence d'une affection rénale, nous est incontestablement fourni par une observation récemment présentée à la Société anatomique par notre collègue Comby et reproduite, dans sa remarquable thèse, par notre collègue Mayor, qui a, en même temps, décrit minutieusement les lésions trouvées, par lui, à l'examen histologique des reins. Voici ce fait en quelques mots. Une jeune fille de 18 ans était soignée, pour des accidents hystériques dans le service de M. Proust et semblait, en dehors de ces troubles nerveux, jouir d'une santé parfaite.

Un jour, comme on tentait de l'examiner au laryngoscope, elle fut prise d'une attaque d'hystérie que l'on arrêta facilement par la compression de l'ovaire. Le soir même, elle se plaignit de douleurs abdominales, la fièvre s'alluma, et en quatre jours la malade fut enlevée par une péritonite suraiguë. « Ce qui est très important à noter c'est que le lendemain des accidents, cette jeune fille se plaignait de n'avoir pas uriné et de souffrir beaucoup de ce fait. On la

sondait et on ne retirait que quelques gouttes d'urine...
l'anurie resta complète jusqu'à la mort. »

A l'autopsie, péritonite purulente ; du côté des organes
génitaux, un peu de lymphangite suppurée dans le liga-
ment large, et une fausse membrane déjà très vascularisée
qui doublait la face postérieure de l'utérus ; les reins présentaient à l'œil nu des caractères qui paraissaient ceux
d'une néphrite déjà bien avancée, pour le peu de jours
qu'avait duré l'affection aiguë.

L'examen microscopique est venu confirmer nos prévisions, dit M. Mayor, dont il faut lire la très exacte interprétation qu'il a donnée de ces lésions et du fait lui-même ;
toutes les cellules des tubuli contorti ont subi la dégénérescence granulo graisseuse... Les granulations sont assez
nombreuses pour cacher le noyau dans la plupart des cellules... Même dégénérescence dans les anses de Henle,
moins prononcée, cependant, dans les branches descen-
dantes, dont quelques-unes, de plus, contiennent des
cylindres colloïdes ou des débris granulo-graisseux.

« Quant aux branches ascendantes, toutes, ou presque
toutes sont oblitérées par des cylindres hyalins, les uns
colorés en brun assez foncé par l'acide osmique (ce
qui indique qu'ils ont un certain âge) les autres teints simplement en gris. En outre, l'épithélium de tous les tubes a
subi la dégénérescence graisseuse... Enfin les tubes collec-
teurs sont en assez grand nombre, oblitérés soit par des
cylindres, soit par la chute de leurs cellules de revêtement,
dont quelques-unes dégénérées. »

La dégénérescence granulo-graisseuse, se retrouvait sur
les glomérules. Le tissu interstitiel du rein était le siège
d'un œdème notable.

« L'oblitération de l'immense majorité des anses de

Henle, ajoute enfin M. Mayor, nous explique l'anurie survenue pendant les dernières heures de la vie. La lésion,
comme on le voit, devait remonter à une époque bien antérieure à l'incident qui amena la péritonite, — dont la seule
cause possible était le léger traumatisme que peut causer
une compression d'ovaire faite selon les règles. — Cette
femme avait le rein malade, et malade à tel point qu'il ne
peut y avoir de doute sur l'âge de la lésion. Cette affection
rénale était évidemment le résultat ou la cause, d'un état
spécial de l'organisme, qui permit à un traumatisme très
léger, et habituellement inoffensif, de produire des accidents terribles. C'est dans le rein seulement, que nous
trouvons la raison de l'incident inattendu qui entraîna la
mort de cette malade. »

·· Cette observation est, en effet, des plus probantes, elle
est une démonstration qui, malheureusement, a été trop
complète de la susceptibilité si grande de ces organismes
détériorés par une affection brigthique et les troubles de la
fonction rénale qui en résultent. Il faut savoir gré à son au
teur de l'avoir publiée et de n'avoir rien négligé pour qu'elle
reçût sa véritable interprétation. C'est en faisant la lumière sur ces « calamités chirurgicales » qui autrefois cau-
saient de si désespérantes surprises, qu'on arrivera à les
prévoir et à les éviter.

§ II. — Si la simple contusion expose les albuminuriques à
des accidents insolites, à plus forte raison, les blessures
ouvertes vont-elles faire courir aux mêmes malades des
risques considérables. Des plaies accidentelles on doit rapprocher naturellement les blessures opératoires. Les plaies
qu'elles produisent sont évidemment plus régulières et
faites dans de meilleurs conditions, après préparation de

l'individu ; néanmoins, elles ont encore un caractère exceptionnel de gravité ; les accidents auxquels elles exposent sont les mêmes que dans le cas précédent, et il convient de réunir les observations de deux groupes de blessures en somme très analogues, en passant en revue successivement les complications dont elles peuvent être le point de départ.

Nous avons affaire à une lésion constituée par une solution de continuité ou par une perte de substance ; un travail de cicatrisation devient nécessaire pour remettre les choses en état. Ce travail réparateur fourni par les divers éléments anatomiques, qui peuvent être intéressés, ne sera, on le conçoit d'avance, ni aussi régulier, ni aussi énergique, que celui que peut produire un organisme sain et vigoureux, dont les éléments n'ont rien perdu de leurs qualités et auxquelles s'appliquent les paroles, rapportées tout à l'heure, de M. Bouilly.

L'œuvre de réparation, en effet, s'accomplit très lentement chez les albuminuriques, reste même souvent suspendue pendant longtemps, surtout quand la sérosité de de l'œdème infiltre les tissus qui doivent faire les frais de la circulation, ce qui n'est pas rare. Il est de notion vulgaire que des plaies portant sur des tissus œdémateux n'ont pas de tendance à la cicatrisation.

M. Bouilly, dans sa thèse, nous cite le cas d'un homme vigoureux en apparence, mais dont les urines contenaient une énorme quantité d'albumine, chez lequel une excoriation minime de la jambe, « malgré le repos absolu, malgré des pansements méthodiques, resta sans tendance à la guérison, toujours sur le point de se compliquer de lymphangite. Le malade fut envoyé dans un service de médecine et ce n'est qu'après un long traitement de son affection rénale et quand l'albumine eut très notablement diminué dans l'urine, quand l'œdème eut disparu tout à fait, que la plaie de la jambe se cicatrisa. »

Ce défaut de réparation chez nos malades s'observe également du reste, à un moindre degré, sans doute, en l'absence de cette condition anatomique défavorable de l'œdème ; on trouvera plus loin une observation où il est très explicitement relaté que dans les 6 ou 7 jours qui séparèrent le moment de la blessure de la mort, il ne se passa du côté de la plaie aucune modification. Il arrive aussi que chez ces malades, les cicatrices produites à la suite d'une première blessure, pour peu qu'elles soient tendues et minces, cèdent facilement aux moindres violences et s'ulcèrent à nouveau ; nous trouvons un fait de ce genre communiqué par M. Verneuil, dans la thèse de Leneveu (obs. XXV.)

Mais l'atonie des plaies est loin d'être la seule conséquence du défaut de « plasticité » des tissus chez les albuminuriques ; car ces mêmes blessés sont grandement exposés à tous les accidents locaux comme aux complications générales des plaies.

Les accidents locaux le plus souvent observés résultent, en effet, de cette vitalité moindre des éléments organiques, modifiés chimiquement, et facilement siège d'œdème ; car souvent la blessure constitue une sorte d'appel pour l'infiltration œdémateuse des tissus ambiants. Une des conséquences de l'altération des tissus, c'est la fréquence des hémorrhagies. Chevers l'avait bien observé : « Un fait qui paraît être resté presque entièrement inaperçu des chirurgiens, c'est que l'existence d'une maladie rénale a une remarquable tendance à amener des hémorrhagies secondaires après les opérations. En réalité, durant la marche de cette maladie, une sorte de diathèse hémorrhagique semble s'établir dans l'économie, et il suffit de la lésion la plus frivole pour la mettre en activité. »

Nous avons vu que John Lever, en 1842, et plus tard d'autres accoucheurs : Blot, Devilliers, etc., ont signalé cette cause d'hémorrhagie chez les parturientes. « Chez les urémiques et chez les albuminuriques, a dit aussi M. Verneuil, les écoulements de sang sont très difficiles à arrêter à cause du manque de plasticité du sang. »

Notre vénéré maître veut bien aussi nous communiquer une longue observation recueillie, en 1870, dans son service de Lariboisière, dans laquelle des hémorrhagies abondantes et multipliées paraissent bien être sous la dépendance d'une lésion rénale, un peu spéciale dans le cas particulier. En voici l'analyse rapide :

OBSERVATION III.

Il s'agit d'un malade qui reçut en 1870 une balle dans le flanc gauche, à deux travers de doigt au-dessous de la dernière côte, — c'était un garçon de 25 ans. — Le trajet de la balle paraissait superficielle et celle-ci était facilement sentie avec un stylet ; une incision en arrière près du bord externe de la masse sacro-lombaire permit l'extraction assez facile du projectile.

L'opération donna lieu à une perte de sang insignifiante ; mais il est à noter que pendant son transport à l'hôpital le blessé a uriné du sang,

Une heure après l'extraction du corps étranger, hématurie qui se renouvelle les deux jours suivants.

Le cinquième jour, la plaie ne se comportant pas bien et donnant issue à un « suintement puriforme fétide » elle est explorée et régularisée par le débridement de l'orifice de sortie du projectile. Dans cette exploration on a constaté une fracture de la douzième côte en communication avec le foyer de la plaie qui est drainée pour être soumise à des lavages désinfectants ; après l'opération il se fait par la plaie un écoulement de sang en nappe qui nécessite le tamponnement avec des bourdonnets de charpie imbibés d'eau alcoolisée, pendant la même opération, épistaxis.

Le lendemain (6e jour) nouvelle hémorrhagie importante par la plaie dorsale, nouvelle épistaxis aussi; en même temps l'hématurie continue.

7e jour. Les hémorrhagies ne se sont pas reproduites sans doute sous l'influence du traitement (sulfate de quinine et seigle ergoté); l'hématurie elle-même a diminué.

Le 9e jour une hémorrhagie importante se produit encore par la plaie en même temps qu'il se montre quelques gouttes de sang, l'hématurie continue à diminuer.

L'état général est mauvais, quoiqu'il n'y ait pas eu de frissons : « la bouche est sèche et amère, la langue saburrale. » Température variant de 38,2 à 39,2.

Le lendemain, nausées et violent frisson. Un quart d'heure après lequel nouvel écoulement de sang par la plaie.

Enfin le 11e jour, l'hémorrhagie reparaît encore ; l'état général s'est aggravé, est devenu vraiment typhoïde; le sang ne cesse de suinter de la plaie ; le blessé continue à avoir des nausées, il ne peut uriner ; puis il est pris de trois attaques convulsives violentes et meurt dix minutes après la dernière.

A l'autopsie on trouva un vaste foyer gangréneux autour du rein gauche. Il n'y a pas de péritonite. Le bassinet de ce rein gauche forme une tumeur fluctuante volumineuse ; c'est une hydronéphose contenant un quart de litre de liquide. Quoiqu'on ne trouve pas la cause de cette hydronéphrose, elle n'en a pas moins agi sur le parenchyme rénal dont les substances tubuleuse et corticale sont toutes deux atrophiées à l'avantage du calice et du bassinet qui ont acquis relativement un volume considérable. » Il n'y a pas de blessure du rein, ni de l'uretère, ni de la vessie par le projectile.

Le rein droit est « seulement un peu anémiée ».

Enfin, il existait quelques petits abcès métastatique dans le foie et le poumon.

On pourrait objecter ici que les hémorrhagies si répétées qui se sont produites, doivent être imputables à une autre cause, puisqu'il n'y avait qu'un seul rein d'affecté. Mais tout d'abord, il n'est pas indifférent, comme nous l'a fait souvent observer M. Verneuil, il n'est pas indifférent d'avoir un rein annihilé, même quand l'autre est très bon. Au contraire, l'existence d'un seul rein constitue un véritable danger; il est obligé de faire double besogne, ce qui le prédispose à des congestions vasculaires intenses qui peuvent, à un moment donné, être trop fortes pour ne pas compromettre la fonction qu'il doit remplir.

En second lieu, il n'est pas sûr que le rein droit n'était pas un peu altéré, car il était pâle, et il faut se méfier de cet aspect du rein ; malheureusement l'examen histologique n'a pas été fait.

Le défaut de vitalité des tissus que nous signalions tout à l'heure, peut avoir des résultats plus graves encore ; ce n'est plus seulement un retard ou un arrêt dans la réparation qui se produit, mais une véritable mortification des tissus qui ont été le siège du traumatisme. Chevers cite, à égard, un des cas les plus remarquables qu'il ait observés :

La malade, jeune fille de 18 ans, eut, à la suite de l'extraction d'une dent molaire, une gangrène des gencives et de la joue, qui continua jusqu'à ce que l'artère faciale fut ulcérée, ce qui entraîna une hémorrhagie mortelle. »

À l'autopsie, les reins furent trouvés accrus de volume et indurés ; leur tunique était fortement adhérente à la surface corticale. — Le foie était le siège d'une congestion intense.

M. Verneuil, de son côte, a rapporté, dans une de ses cliniques de 1870, l'histoire d'une vieille dame chez laquelle l'application d'un vésicatoire de 5 centimètres de diamètre, pansé à la morphine, une fois, fut suivie d'une gangrène du derme au point d'application et dans la région avoisinante ; il y avait dans les urines une grande quantité d'albumine. » (Thèse de Leneveu, p. 24.)

Notre collègue et ami, M. Richardière, a bien voulu nous communiquer l'observation suivante, qu'il a présentée, cette année, au Congrès d'Alger.

Observation IV.

L... (Ferdinand), âgé de 65 ans, exerçant la profession d'employé entre, le 11 février 1881, à la salle Saint-Gabriel, lit n° 15.

Pas de maladie antérieure. Bonne santé ordinaire. Le malade n'accuse aucun antécédent scrofuleux. Pas de syphilis.

Le début de la maladie remonte à dix-huit mois. A la suite de douleurs assez violentes dans le membre inférieur gauche, douleurs ne pouvant être attribuées à aucun accident, à aucune chute, le malade s'aperçut que son pied gauche gonflait, devenait rouge. Des abcès ne tardèrent pas à se former. Ils s'ouvrirent spontanément et laissèrent des fistules à leur suite.

Au mois de juin 1880, six mois avant l'entrée du malade à l'hôpital de la Pitié, le pied droit se prit de la même manière. Des douleurs, plus vives qu'à gauche, se montrèrent, d'abord, et furent bientôt suivies de gonflement, de formation d'abcès ; comme à gauche, les abcès s'ouvrirent et laissèrent des fistules.

Etat actuel. — Au moment de l'entrée à l'hôpital, les deux articulations tibio-tarsiennes droite et gauche sont prises. Les deux pieds sont gonflés, douloureux dans toute leur étendue à la pression.

Un stylet introduit dans une des fistules du pied droit, pénètre sur des os friables, cariés. La rougeur et le gonflement sont plus étendus à droite, qu'à gauche. Il existe des douleurs spontanées de plus en plus violentes à droite, et surtout la nuit. Les muscles de la jambe droite sont contractés, surtout le biceps et le demi tendineux qui maintiennent fortement la jambe fléchie à angle obtus sur la cuisse.

L'état général est assez mauvais.

Il existe aux deux sommets des lésions tuberculeuses surtout manifestes à gauche où, avec de la matité à la percussion, il existe des râles sous-crépitants humides, peu nombreux d'ailleurs. Les lésions tuberculeuses déterminent une toux peu fréquente, sans beaucoup d'expectoration. Pas de diarrhée, pas de sueurs nocturnes.

Un peu d'albumine dans les urines. Le malade dit n'avoir jamais eu de gonflement des paupières, d'œdème d'aucune sorte. Il n'a rien au cœur qui n'est pas hypertrophié. Il urine environ deux litres par jour. Les artères sont très athéromateuses.

Sous l'influence du repos, le gonflement et la rougeur des parties malades diminuent un peu. Cependant comme il n'y a pas lieu d'espérer la guérison sans intervention chirurgicale, l'ablation du pied le plus malade est proposée et acceptée.

Le 29. Amputation du pied droit faite sous le chloroforme et avec toutes les règles de la méthode de Lister. Comme moyen hémostatique la compression digitale de la fémorale est pratiquée au niveau de l'os iliaque. Il n'est pas fait d'application de la bande d'Esmarch.

L'opération est très simple. Incision oblique traçant un lambeau postérieur de 5 à 6 centimètres. Le péroné est scié à quelques millimètres au-dessus du tibia.

Le malade perd en tout à peine 100 gr. de sang. Trois fils à ligature sont laissés dans la plaie et la réunion par première intention est tentée à l'aide de sutures superficielle avec des fils d'argent. Un drain est laissé à l'intérieur de la plaie. Pansement de Lister.

La journée qui suit l'opération est bonne. Le malade n'a pas de frisson. Il se plaint seulement de souffrir un peu au niveau du moignon.

Le 30. Bon état général. La température est de 38,2 le matin, de 38,6 le soir.

1er février. On défait le pansement. La plaie a bon aspect mais les téguments du moignon sont un peu rougeâtres. Il n'y a pas d'adénite inguinale. Le pansement est assez douloureux. La plaie est largement irriguée avec des injections phéniquées. Au moment de ce premier pansement, le malade se plaint beaucoup de son moignon. Il n'a pas eu d'appétit toute la journée. La langue est un peu rougeâtre au centre, blanchâtre sur les bords. La température est de 38,6. L'albumine a notablement augmenté.

Examen de la pièce. — A cet examen, on voit que les fistules latérales communiquent avec les gaînes synoviales des péroniers. Ces gaînes synoviales sont pleines de pus, remplies de fongosité mollasses. En avant la gaîne des extenseurs est également pleine de pus et communique avec l'articulation tibio-tarsienne. Les téguments sont épaissis, lardacés dans toute l'étendue du pied et sur la partie inférieure de la jambe. Ils sont résistants et difficiles à couper. Entre eux et l'aponévrose, il existe un œdème notable.

A l'ouverture de l'articulation tibio-tarsienne, on constate une éraillure du cartilage astragalien, des ulcérations sur la mortaise tibio-péronière. Le tibia et le péroné sont friables, poreux; leur moelle est graisseuse, jaunâtre. Les altérations remontent jusqu'à 3 cent. au-dessus de l'articulation tibio-tarsienne. Sur une coupe antéro-postérieure du pied, nous trouvons que tous les os du tarse présentent les mêmes altérations (friabilite, porosité, aspect jaunâtre). Toutes les articulations du pied sont prises à des degrés différents. Les cartilages articulaires sont altérés, ulcérés; par les articulations, sortent des fongosités abondantes.

Le 2. Second pansement. La plaie ne suppure presque pas. Les injections poussées à l'intérieur ressortent presque limpides. On remarque néanmoins au niveau de la suture une petite plaque de sphacèle d'environ 2 cent. de diamètre assez superficielle d'ailleurs. Sur tout le pourtour de cette plaque, les téguments sont rougeâtres. T. V. 38°.

Le 4. Nuit très agitée. Délire nocturne presque continuel nécessitant l'emploi de planches. T. M. 37°.

Le pansement est défait. On voit alors que la plaque de sphacèle augmente d'étendue et occupe une assez large portion du lambeau antérieur, elle en comprend aussi toute l'épaisseur. On retire deux des fils à suture. Incision de l'eschare.

Le 5. La gangrène gagne toujours dans le lambeau antérieur. Les os sont éburnés et rendent un son très sec. L'état général est mauvais; le malade ne mange pas et a du délire toutes les nuits.

Le 6. Le sphacèle a encore gagné en étendue. La plaque remonte jusqu'à 10 ou 12 cent. au-dessus de la plaie. De larges incisions sont pratiqués sur les téguments qui sont absolument insensibles. On enlève avec la pince à disséquer et les ciseaux, beaucoup de lambeaux sphacélés sur les tendons et les muscles.

Le 7. Le sphacèle parait s'être arrêté. Il y a un peu de phlegmon diffus dans le moignon. Les lambeaux, le tissus cellulaire sphacelé sont retirés avec la pince à disséquer.

Le 9. La gangrène est décidèment limitée. L'état général reste mauvais. Le malade continue à avoir du délire nocturne et se refuse à manger; dans la journée il reste somnolent.

L'albumine est en grande quantité dans les urines.

Cet état persiste sans amélioration. Les urines examinées tous les deux ou trois jours montrent une énorme quantité d'albumine de 4 à 5 grammes par litre. Le malade reste plongé dans une demi-somnolence diurne, bien voisine du coma. Les lésions pulmonaires progressent; les râles sous-crépitants deviennent plus nombreux et plus humides. Quand à l'état local, il n'y a pas trace de réunion. Si le sphacèle est limité, l'eschare éliminée, la plaie n'a pas de tendance à la réunion. Le tibia mis à nu s'exfolie et se nécrose.

Notons en passant que depuis l'opération les lésions du pied gauche semblent progresser rapidement. La suppuration est plus abondante de ce côté; les douleurs sont aussi plus violentes.

Cette situation se prolonge encore quelques temps, le malade restant plongé dans un demi-coma et l'état local demeurant à peu près stationnaire.

Enfin la mort arrive sans autre incident au 15 mars.

Autopsie faite vingt-quatre heures après la mort. — Amaigrissement général.

Thorax. — Une petite quantité de liquide dans les deux plèvres, résultant sans doute d'une exsudation post-mortem. A gauche, de fortes adhérences attachent le poumon au cul-de-sac supérieur de la plèvre. Tout le tissu de ce poumon présente une dureté remarquable, presque ligneuse.

La coupe est noirâtre, d'aspect cirrhotique. Au sommet deux petites cavernes, grosses comme une noisette, pleines d'une matière caséeuse d'aspect crétacé. Ça et là quelques tubercules peu nombreux, d'aspect plutôt fibreux. A droite, pas d'adhérence de la plèvre. Au sommet une caverne guérie pleine ds matière calcaire Même dureté, même aspect cirrhotique que dans le poumon gauche. Les trois lobes présentent des tubercules disséminés d'aspect fibreux. Dans le lobe moyen, une cavernule pleine de pus et traversée par des brides cellulaires et vasculaires.

Appareil circulatoire. — Cœur normal pesant 280 gr. Ces valvules sont saines à droite et à gauche. Dans les sinus sygmoïdiens quelques petites élevures et quelques noyaux athéromateux. Le rebord libre des valvules sygmoïdes est sain.

L'aorte présente dans son étendue et en particulier au niveau de ses collatérales thoraciques des plaques athéromateuses gélatineuses, peu saillantes. Pas d'abcès athéromateux, pas de plaques calcaires. Les artères du tronc basilaire et de l'hexagone de Willis sont légèrement dépolies et athéromateuses. La fémorale est saine.

Appareil digestif. — Rien de particulier. Le foie est légèrement congestionné il a l'aspect du foie tuberculeux.

Appareil urinaire. — Les reins sont petits, de volume à peu près égal. Leur capsule se laisse enlever assez facilement. La surface externe présente quelques petits points saillants, semblables aux grains décrits par Bright. Les substances médullaires et corticales sont de même teinte rouge violacée, un peu plus prononcée sur les pyramides. Tout le bassinet est entouré d'une zone graisseuse. L'aspect est celui de la néphrite mixte.

Cerveau normal. Beaucoup de liquide dans l'arachnoïde.

Moignon. La réunion des parties postérieures et du lambeau antérieur sphacel s'est faite à l'aide d'un tissu lardacé. A la partie postérieure, il s'est formé un abcès contenant environ 15 gr. de pus. Les artères de la jambe sont athéromateuses surtout la tibiale antérieure.

Le pied gauche présente à peu près les mêmes altérations que celles qui ont été signalées précédemment pour le pied droit.

M. Richardière a eu l'obligeance aussi de nous donner les reins dont nous avons pu faire l'examen histologique.

Des fragments ont été durcis suivant les procédés ordinaires, d'autres soumis à l'action de l'acide osmique.

Un examen d'ensemble fait sur une coupe colorée au picro-carmin, montre les tubes du rein séparés par d'épaisses cloisons et en quelques points, par de larges îlots de tissu conjonctif ; il s'agit évidemment d'une néphrite interstitielle diffuse avec prédominance en certains points. De plus, presque tous les tubes sécréteurs qui se trouvent en dehors des îlots conjonctifs sont excessivement dilatés et offrent une large lumière bordée d'un épithélium très diminué de hauteur.

Dans le détail, on voit tous les degrés de la néphrite interstitielle. Les capsules glomérulaires sont toutes épaissies, quelques-unes dans des proportions considérables ; le plus grand nombre des glomérules eux-mêmes présente un aspect assez normal ; il en en existe cependant qui sont réduits à un bloc fibreux-homogène ; c'est par régions qu'on trouve ces altérations si prononcées ; ainsi dans un point, le champ du microscope est occupé par trois glomérules voisins complètement atrophiés.

C'est dans ces mêmes régions qu'on voit la sclérose péri-tubulaire le plus développée ; là, il existe le plus souvent vers le centre des lobules un large ilot de tissu conjonctif parsemé de cellules embryonnaires, qui sont, peut-être, pour beaucoup, les restes du revêtement épithélial modifié des tubes ; dans ces ilots, on aperçoit encore des tubes très atrophiés à petit épithélium cubique, les uns ayant encore un petit orifice libre, les autres réduits à un amas cellulaire arrondi.

Autour d'un de ces lobules ainsi altérés, on voit souvent un ou deux tubes droits rempli par un cylindre et des « tubuli-contorti » dont l'aspect n'est pas moins intéressant. On peut dire que sur aucun d'eux l'épithélium n'a les caractères normaux ; il est toujours très diminué de hauteur, de forme cubique, sans que les noyaux cependant se colorent bien, car ils sont à peine apparents. Dans les points où le tissu conjonctif est très développé, ces tubes sont comme affaissés ; dans ceux au contraire où la prolifération conjonctive est moindre, ils sont considérablement dilatés et présentent une très large lumière, tantôt vide, tantôt remplie d'un coagulum clair, réfringent dans lequel on distingue parfois des boules assez reconnaissables ; on observe aussi en de certains points des débris granuleux et colorés pat le carmin.

Dans la substance corticale on trouve enfin une congestion assez intense des vaisseaux contenus dans les interstices conjonctifs ; cette congestion est peut être encore plus marquée dans la région intermédiaire où la sclérose est plus uniforme et a moins atrophié les tubes ; c'est ainsi que les tubes de Bellini offrent des caractères normaux, leur épithélium est intact ; au contraire les branches montantes de Henle sont dilatées et présentent un épithélium très aplati, semblable à celui des tubuli-contorti.

Dans beaucoup de tubes droits on voit des cylindres hyalins, qu'on retrouve jusque près de l'extrémité de la pyramide.

Les coupes traitées par l'acide osmique ne sont pas plus instructives ; elles montrent l'énorme prolifération conjonctive qui sépare les tubes altérés comme il a été dit, seulement on apprécie mieux les exsudats cellulaires qui se trouvent dans quelques-uns sous forme de sphères protéïques, dans d'autres plus nombreux sous forme de détritus granuleux.

Il n'y a pas de dégénérescence amyloïde.

Cette observation est évidemment un peu complexe à cause des lésions pulmonaires qui existaient, cet opéré était tuberculeux en même temps que brightique, mais il faut pour la gangrène du lambeau faire jouer le plus grand rôle à la lésion rénale ; la tuberculose pulmonaire était en somme peu avancée et on sait que les opérations chez les scrofuleux et les tuberculeux se comportent bien et donnent des succès opératoires.

La débilitation générale du malade était moins sous l'influence de la tuberculose récente que sous celle de la lésion rénale et de la suppuration prolongée.

C'est davantage, encore, à la lésion rénale si prononcée, qu'il faut attribuer la perte de vitalité des tissus assez grande pour entraîner le sphacèle du lambeau ; ce qui vient encore à l'appui de cette interprétation, c'est qu'on peut suivre, dans ce fait, en même temps que l'évolution de l'accident local, l'aggravation symptomatique graduelle de l'affection rénale, c'est-à-dire l'augmentation régulière de la quantité d'albumine rendue ; au début il y en a seule-

ment *un peu*, le 3ᵉ jour après l'opération elle a notable-
mentaugmenté, ce qui précède immédiatement l'apparition
d'une plaque de sphacèle ; puis les urines en contiennent
une énorme quantité et en même temps tout s'aggrave rapidement, lésions pulmonaires, lésions articulaires ; l'état
général aussi devient mauvais ; le malade tombe dans la
sommolence, le coma et enfin meurt lentement, succombant à toutes ces influences funestes.

Cette observation nous montre entre autres enseigne-
ments, qu'une minime quantité d'albumine dans l'urine
n'est pas négligeable, surtout pour une opération importante. Sous l'influence de celle-ci, en effet, l'affection
rénale s'est bien vite manifestée plus activement, en
influençant à son tour, très maheureusement, le résultat
opératoire.

Dans la thèse d'agrégation de Vincent (1878) nous trouvons
un exemple plus déplorable encore de gangrène, qui fut, là,
une gangrène foudroyante, évidemment de nature septique. Il s'agissait d'un jeune homme de 16 ans, albuminurique, placé dans le service de M. Valette. On fit à ce malade l'ouverture d'un abcès sous-périostique de l'extrémité
inférieur du tibia et l'évidement superficiel de l'os en ce
point : il se développa une sorte d'érysipèle bronzé avec
emphyzème et refroidissement du membre, nécessitant secondairement, le neuvième jour après la première opération,
l'amputation de la cuisse, qui n'empêcha pas le gangrène
de continuer sa marche envahissante et la mort de se produire dans la soirée même.

Citons un dernier fait.

Observation V.

(Personnelle).

G... Charles, âgé de 49 ans, charretier, entre le 30 novembre 1879 dans le service de M. Verneuil, salle Saint-Louis, n° 38.

Père mort d'accident, mère morte à 45 ans.

Le malade se dit bien portant d'habitude ; il n'a fait qu'une maladie sérieuse à l'âge de 22 ans. Fièvre typhoïde et pneumonie.

Depuis cette époque, il a conservé une toux sèche qui, en hiver, est souvent très fatigante, quinteuse au point que dans certains accès il éprouvait comme une menace d'asphyxie, et il tombait sans force comme étouffé... Il a eu plusieurs blennorrhagies dont la dernière remonte à dix ou douze ans.

Depuis trois à quatre ans, il éprouvait une certaine cuisson en urinant et il remarquait en même temps que son jet était diminué de volume et de force. Il y a trois ans, il eut un accès de rétention d'urine qui dura une nuit et cessa spontanément. Il a l'habitude de boire beaucoup, et le matin, il prenait régulièrement de l'eau-de-vie ou du vin blanc et se grisait souvent.

Avant son séjour à l'hôpital il n'avait jamais eu d'œdème des jambes, ni la figure pâle et bouffie. Un mois environ avant son entrée, la difficulté de la miction avait un peu augmenté. Le 29 novembre, il avait encore pu uriner, assez mal, jusque dans l'après-midi ; mais tout en travaillant, sur le soir, il se sentit pris de fièvre et voulant de nouveau uriner, cela lui fut impossible. Toute la nuit, il essaya vainement de vider sa vessie. La rétention resta complète et c'est le lendemain qu'il se présenta à la Pitié.

On essaya alors à plusieurs reprises de le sonder, mais sans succès ; ces tentatives déterminèrent même un peu d'écoulement de sang. On les abandonna, mais le soir les douleurs étaient intolérables. M. Weiss, interne du service fit une ponction de la vessie avec l'aspirateur.

M. Verneuil, le lendemain, passe facilement une petite bougie qu'on laissa ou remit à demeure pendant quatre jours.

A ce moment, M. Verneuil sentit au périnée une légère induration et annonça au malade que probablement il surviendrait un petit abcès, mais fit néanmoins remettre la sonde.

Le cinquième jour la bougie, étant sortie, un élève la remit, mais immédiatement le malade éprouva une très vive douleur et il s'écoula un peu de sang. En même temps, la miction devenait de nouveau impossible : le malade retire lui-même la bougie ; le soir vers 7 heures, il fit un nouvel effort pour uriner ; il ressentit une douleur brusque et tout d'un coup les bourses, la verge, se trouvèrent infiltrées, énormément tuméfiéees. Une demi heure plus tard environ, l'interne du service passant près de lui et voyant cette énorme infiltration d'urine, fit une incision au scrotum par laquelle s'écoula l'urine, ce qui procura ainsi un grand soulagemont.

Le lendemain matin, la peau de la verge était absolument noire et gangrénée. M. Verneuil ponctionna en divers points avec le thermocautère.

A partir de ce moment il ne souffrit plus, l'urine s'écoula facilement par le périnée. Ce n'est guère que depuis le commencement de février qu'il s'est mis à uriner par la verge, alors que la plaie scrotale fut cicatrisée, mais depuis il urine très-facilement et avec un bon jet.

Pendant tout cet intervalle, la peau de la verge s'était éliminée et la plaie s'est mise à bourgeonner ; mais la santé du malade s'est peu à peu altérée, il devenu pâle, un peu bouffi ; il s'est fait de l'œdème des jambes et depuis dix à douze jours, le malade souffre beaucoup de ses reins.

Depuis son séjour à l'hôpital, il mange fort peu, il prend très volontiers du lait. Malgré cela, l'état général est devenu manifestement mauvais, avec un aspect cachectique très prononcé.

25 février. — Voici quel est l'état de son urèthre et des parties génitales. Bien qu'il n'ait pas été fait de tentative de dilatation depuis son accident, la miction se fait d'une façon très satisfaisante.

A la fin de janvier, le malade urinait encore par la fistule, mais actuellement, nous dit-il, l'urine passe toute par le méat et avec un assez bon jet, si bien qu'il croit que la fistule n'existe plus.

L'infiltration n'ayant presque porté que sur la verge, le scrotum est intact. C'est sur le raphé médien antérieur de celui-ci qu'a été faite l'incision libératrice. Tout le fourreau de la verge a été détruit et à part quelques lambeaux irréguliers du prépuce, qu'on trouve derrière le gland à la face inférieure, la surface du pénis est couverte d'une plaie faiblement bourgeonnante et n'ayant que très peu de tendance à la cicatrisation complète, c'est-à-dire la formation d'épiderme.

Dans l'angle de séparation du pénis et du scrotum, on voit un orifice déprimé qu'il faut explorer avec une bougie pour en apprécier les dimensions. Il admet très facilement un explorateur à boule nº 16, qui de là passe dans le canal de l'urèthre et pénètre sans obstacle dans la vessie. Par le méat qui est normalement rétréci, on ne peut guère passer qu'un n° 13 qui vient butter légèrement contre une bride au niveau de la fistule, mais traverse sans difficulté cette région et peut être conduit ainsi jusque dans la vessie. Quand on ramène la bougie, elle accroche de nouveau à ce point et ramène un peu de pus à sa base.

Les urines sont assez claires, laissent cependant déposer quelques grumeaux purulents, mais en petite quantité. Elles sont abondantes (aujourd'hui, 2 litres 400 dans les vingt-quatre heures) et renferment une assez grande quantité d'albumine, qu'à coup sûr, ne peut justifier la présence de quelques flocons purulents que l'urine renferme.

De plus l'œdème des jambes très prononcé maintenant ; la pâleur et la bouffissure de la face s'ajoutent à ce signe pour démontrer l'albuminurie par une lésion du parenchyme rénal. En outre le malade se plaint énormément de ses reins et la pression au niveau de la région lombaire gauche provoque une vive douleur, beaucoup moindre à droite.

Les bruits du cœur sont sourds mais normaux. Rien dans les poumons.

Cet homme, de plus, se désespère ; il sent ses forces diminuer graduellement Il perd l'appétit. Le régime lacté ne lui plaît plus et il prend une très petite quantité de nourriture.

6 mars. L'état du malade est de plus en plus grave ; l'œdème ne fait qu'augmenter et la face est aussi plus pâle et plus bouffie ; il n'a pas de troubles oculaires, les poumons sont le siège de quelques râles sibilants et muqueux ; de plus le côté gauche de la poitrine présente de la matité à la base sur une petite hauteur et, à ce niveau, l'absence de murmure respiratoire.

26 mars. Depuis plusieurs jours le malade était de plus en plus déprimé ; il ne prenait presque plus rien, il était somnolent ; hier il est tombé dans le coma et il succombe aujourd'hui.

Autopsie. — Les poumons sont pâles comme des organes œdématiés ; ils ne présentent pas d'autres lésions ; dans la plèvre gauche une certaine quantité de liquide séreux ; le cœur est flasque ; la fibre musculaire est pâle jaunâtre sans hypertrophie véritables, ni lésions d'orifices.

Foie jaunâtre un peu volumineux sans autre apparence de lésions que de la dégénérescence graisseuse.

Les deux reins sont volumineux de coloration blanc-sale et la surface de coupe est humide et présente un aspect œdématié. La substance carticale est manifestement épaissie et plus pâle que la médullaire, cependant très anémiée. Pas d'abcès à leur surface. Le rein gauche présente de plus un peu de dilatation des calices et des bassinets, dans lequel on trouve une poussière calcaire, friable, formée de phosphates;

en même temps un peu de pus à la surface de la muqueuse du bassinet.

De ce côté existe donc évidemment un certain degré de pyélite ; malgré cela, pas d'abcès néphritique.

Du côté droit, les lésions de la muqueuse des voies d'excrétion n'existent pas.

L'examen histologique révèle des lésions considérables portant sur tous les éléments du parenchyme rénal ; tout d'abord notons la dégénérescence amyloïde bien mise en évidence par le violet de méthylaniline ; on la reconnaît au niveau des glomérules, qui en sont tous affectés et des artères interlobulaires, dont la paroi semble altérée, dans toute son épaisseur ; les épithéliums ni le tissu intestitiel n'en présentent pas de trace.

Mais déjà sur les préparations colorées avec le violet, on voit qu'il existe en outre une néphrite interstitielle, une sclérose intense ; on voit aussi de très nombreux cylindres dans les tubes droits ; la coloration de ceux-ci est violet tendre, intermédiaire entre le rouge violet des parties amyloïdes et le bleu de la substance rénale non dégénérée.

La néphrite interstitielle, plus facile à étudier sur les préparations colorées au picro-carmin, est très prononcée. Dans la substance corticale, on a l'aspect suivant : des bandes épaisses de tissu conjonctif sont parsemées d'espaces clairs allongés, formés par la lumière des tubes contournés, lumière très élargie et limitée par une étroite bordure épithéliale qui repose sur le tissu conjonctif. Le contenu de ces tubes est un peu variable : en un point nous voyons un de ces tubes contournés, très élargi et montrant à l'une des extrémités de son grand diamètre un amas granuleux confondu par la partie externe avec le revêtement épithélial et faisant saillie dans l'intérieur de la cavité dont il remplit le quart ; en l'examinant attentivement on reconnaît qu'il est en partie composé par des espèces de sphères agglomérées. A l'autre extrémité on distingue dans la lumière du tube libre, 8 à 10 sphères claires granuleuses (granulations noirâtres assez espacées), à contour bien net, quoiqu'elles se touchent par leur circonférence.

Dans d'autres on voit seulement des blocs granuleux, sans connexion avec l'épithélium, petit et assez régulier. Le plus grand nombre des tubes contournés et des branches ascendantes renferment de ces amas granuleux, sans forme distincte, paraissant tantôt provenir d'une sorte de désintégration granuleuse des cellules tuméfiées, tantôt être libre et seulement entouré par le revêtement épithélial définitivement modifié. Dans ce dernier cas, cela ressemble, à ce qu'on a dit être des colonies de bactéries, dans certaines néphrites ; nous ne saurions rien affirmer à cet égard, car il semble, ainsi que nous l'avons essayé de le faire pressentir qu'il y ait tous les intermédiaires entre les exsudats cellulaires et ces derniers amas granuleux. Cette détermination exacte n'aurait du reste que peu d'importance à notre point de vue; l'essentiel est de constater les altérations considérables des éléments secréteurs du rein.

Pour compléter la description de la lésion interstitielle il faut dire qu'en quelques points il y a une néphrite plus récente caractérisée par l'infiltration de nombreuses cellules embryonnaires vivement colorées ·par le carmin; à ce niveau les éléments normaux du rein ne sont plus distincts ou sont réduits à quelques amas de cellules épithélioïdes.

La lésion conjonctive est beaucoup moins prononcée au niveau des glomérules qui ne sont pas atrophiés, leurs capsules sont même relativement peu épaissies : c'est autour des tubes que la sclérose est le plus développée et en de certains points elle est à son degré maximum ayant complètement déformé et étouffé les tubes du voisinage.

Les tubes excréteurs présentent en général un épithélium à peu près normal. peut-être un peu surbaissé par la pression de leur contenu, car beaucoup contiennent un cylindre hyalin, régulier, coloré en jaune rouge; d'autres renferment un cylindre granuleux, ou un agglomération de sphères également granuleuses, ces dernières sont les plus rares. Dans la zone intermédiaire la sclérose est plus régulièrement disposée que dans la corticale, elle n'étouffe pas les tubes qui conservent leur calibre paraissant même augmenté pour les branches montantes.

Nous avons donné cette observation, puisqu'elle ait trait à une affection des voies urinaires, c'est parce qu'elle nous a paru rentrer naturellement dans le groupe des précédentes ; cet homme avait un rétrécissement bien peu important, puisque même après la perforation de l'urèthre et sans qu'il ait été dilaté, on passait facilement une bougie n° 16 dans la moitié postérieure de l'urèthre et un n°. 13 dans la partie antérieure ; mais évidemment il avait déjà un degré avancé de néphrite ; une petite perforation de l'urèthre est produite et suivie d'une infiltration brusque à laquelle on remédie presque aussitôt en débridant largement et donnant issue à l'urine ; malgré cela le lendemain il existait une gangrène *complète* de la peau du fourreau ; comme l'a dit M. Verneuil nous avons eu affaire à un albuminurique blessé, et ce qui le confirme c'est l'évolution ultérieure de la lésion rénale aboutissant un peu de temps à la mort, et s'accusant par le cortège symptomatique habituel de la néphrite parenchymateuse.

La lésion elle-même, nous a semblé aussi fort intéressante et digne d'être relatée : nous ne voulons pas nous y appesantir davantage ni discuter quelle a été l'origine de cette néphrite ; ce serait sortir de notre cadre, il suffit d'avoir montré à quel degré très avancé en était arrivée l'altération anatomique.

Dans d'autres circonstances, la blessure même très-minime est le point de départ de complications inflammatoires, plegmoneuses, qui, grâce au terrain sur lequel elles se développent prenant une extension rapide et un caractère grave. Une des premières observations de ce genre qui ait été publiée et commentée est due à M. Verneuil qui la présenta à la Société de Chirurgie au commencement de l'annéé 1869. Comme elle est d'une importance capitale eu égard à la date de sa publication et à l'enseignement qu'elle comporte, que d'autre part, elle a été rapportée incomplètement dans la thèse de Zantiolis, nous croyons utile de la citer *in-extenso*.

OBSERVATION VI.

(Présentée par M. Verneuil à la Société de chirurgie en janvier 1869).

Le développement d'accidents graves à la suite de blessures insignifiantes et d'opérations légères, la saignée en particulier, a été bien des fois observé, mais n'a pas toujours reçu d'interprétation satisfaisante.

Pour la phlébotomie, on a accusé la lancette d'avoir inoculé une substance septique, et l'on s'est contenté d'ordinaire de cette explication, contre laquelle proteste naturellement le propriétaire de l'instrument. J'admets cette cause, mais il est clair qu'elle ne peut être invoquée que dans des cas exceptionnels, et qu'il faut chercher simultanément dans l'état général du sujet, et dans le milieu qu'il occupe la raison plus acceptable de l'invasion des accidents......................

M. Verneuil rappelle que chez les diabétiques la moindre égratignure peut amener des inflammations phlegmoneuses ou gangréneuses rapidement mortelles, que de même l'alcoolisme n'est pas moins redoutable : ainsi l'angioleucite, le delirium tremens amenés par des petites plaies des membres inférieurs.

Les relations qui existent entre la glycosurie et l'albuminurie, ajoute-t-il, peuvent faire prévoir que cette dernière influencerait tout aussi défavorablement la marche des lésions traumatiques et prédisposerait au développement d'inflammations diffuses de mauvaise nature. En effet, Gubler, dans son article *albuminurie* note explicitement cette propension funeste. On voit apparaître des eschares tantôt spontanées, tantôt succédant à la moindre écorchure, à une légère douleur, aux piqûres, aux scarifications qu'on pratique contre l'œdème.

Le fait suivant, observé avec attention, montre que, comme chez les diabétiques la saignée peut occasionner, en cas d'albuminurie, un phlegmon des plus graves.

V..., 34 ans, origine belge, carrier, de bonne constitution, entré à Lariboisière le 16 décembre 1868, salle Saint-Augustin, n° 8. Cet homme dont l'intelligence est fort obtuse fournit les renseignements suivants. Il a toujours joui d'une bonne santé, mais sa profession l'expose à se refroidir alors que son corps est en sueur. Il dit être sobre, ne boire jamais d'eau-de-vie, et consommer à peine avec sa femme un litre de vin par jour.

En novembre 1868, il s'est foulé le poignet, et a gardé le repos pendant quelques jours. Vers la fin du mois, sans cause connue, il accuse du malaise, et constate que son visage et tout son corps présentent un léger gonflement.

Une sage-femme promet de le guérir et lui pratique une saignée probablement le 1ᵉᵉ décembre. V... rentre chez lui, et ressent dès le lendemain, dans le bras, des douleurs vives, accompagnées d'une tuméfaction considérable ; un phlegmon diffus se déclare, et suit sa marche sans autre secours que des applications de cataplasmes.

Un médecin appelé; alors que le membre est parsemé d'eschares, se contente de pratiquer des injections. Il attribue ces accidents à l'impureté de la lancette, et l'affirme dans un certificat que nous avons eu sous les yeux.

Voici ce que nous constatons lors de l'entrée du malade.

Vaste phlegmon diffus du bras gauche, envahissant le bras jusqu'à l'insertion du deltoïde, et la moitié supérieure de l'avant-bras. Il est resté confiné dans la couche sous-cutanée. Huit ouverture, dont plusieurs offrent de 4 ou 5 centimètres d'étendue, livrent passage à des flots de pus et à des lambeaux de tissu celluleux sphacellé La peau est largement décollée dans les intervalles. L'état général est mauvais ; face pâle ; lèvres décolorées ; expression d'hébétude ; pouls petit, fréquent ; peau chaude, sans sécheresse ; un peu de constipation ; ventre souple ; cependani la langue est humide, et le malade réclame avec des larmes de la nourriture dont on l'a privé depuis plusieurs jours.

On prescrit un purgatif, l'excision des débris sphacéés et des injections chlorurées.

Le lendemain on examine les urines qui sont d'un brun pâle et renferment manifestement une certaine proportion de sang. Elles contiennent une forte proportion d'albumine. Le précipité obtenu s'accumule au fond du tube et en remplit environ le quart. C'est alors qu'on recueille les antécédents qui prouvent l'existence d'une albuminurie antérieure à la saignée. Pas de glycose.

Prescriptions. — Bains de bras d'une heure deux fois par jour ; des badigeonnages iodés aux limites dv phlegmon ; cataplasmes émollients ; repos au lit, alimentation substantielle réclamée par le malade.

Le 23. Les urines ont conservé la même coloration : l'albumine a cependant diminuée.

Le 24. Poussée érythémateuse couvrant tout le bras avec douleurs. Malaise et fièvre. Point de bourrelets érysipélateux. Teinte livide de la peau envahie. Même teinte des bourgeons charnus. Suppuration diminuée et de mauvaise nature. Purgatif. A deux reprises différentes les poussées érythémateuses se reproduisent, et cette fois l'urine devient plus sombre et plus chargée d'albumine.

Les forces que l'alimentation avait paru rétablir baissent sensiblement, la langue se sèche, l'appétit disparaît. Soif vive, nausées soir et matin. Frissons erratiques, œdème de pieds et des jambes. Un peu de bouffissure de la Face. Ballonnement du ventre, peut-être un peu d'ascite. Mauvais aspect du bras gauche. Nulle tendance à la cicatrisation malgré les pansements les plus minutieux.

Le cœur, le foie sont examinés avec soin, et nous ne trouvons rien. La palpation dans la région rénale est à peine douloureuse. Pour com-

battre la congestion anale et l'albuminurie, on prescrit, le 20 décembre,
1 gr. de tanin et 125 gr. de quinquina.

Cette médication modifie de la manière la plus prompte et la plus
favorable, l'état local, et aussi les urines, car depuis longtemps, tout en
renfermant beaucoup d'albumine, elles ont repris une limpidité parfaite. Au bras, disparition complète du gonflement, de la rougeur et
des douleurs. Les poussées érythémateuses ont cessé. La suppuration
s'est presque tarie, et la peau s'est recollée en quelques jours. Les per-
forations de petite dimension se sont rapidement comblées, puis cicatrisées. Il ne reste que trois places d'ailleurs fort réduites, et recou-
vertes de bourgeons charnus d'assez bel aspect qui fournissent à peine
quelques grammes de pus.

Ce changement de l'état local a été des plus suprenants et aujour-
d'hui les vestiges du phlegmon diffus sont presque insignifiants.

Malheureusement la maladie générale n'a pas suivi une marche aussi
favorable : l'œdème s'est généralisé. Il existe actuellement une ascite
volumineuse ; les fonctions digestives sont languissantes, et il a paru
nécessaire de supprimer le tannin après huit jours (25 janvier).

On administre en ce moment un peu de quinquina ; les frictions
sèches sur toute la surface du corps, matin et soir ; le bains de vapeur
tous les deux jours.

Le malade est triste et abattu, souvent somnolent, toujours indifférent. Il n'accuse aucune douleur, et aspire seulement après le retour
de ses forces et de son appétit. Tout porte à croire que l'état cachectique dans lequel il se trouve se terminera prochainement. par la
mort. »

« Je pourrais commenter longuement cette observation, si
je voulais discuter complètement les rapports qui existent
entre les lésions traumatiques et l'albuminerie, à savoir
l'influence que celle-ci, existant antérieurement, exerce sur
la marche de la réparation organique et sur les accidents
qui traversent le cours de la cicatrisation et réciproquement la part que prennent les blessures et les opérations à
la production de l'albuminerie. Mais ce débat serait pré-
maturé en raison du trop petit nombre de faits bien observé que nous connaissons. J'ai vu pour ma part quelque

cas où la coïncidence a été évidente : mais j'ai à mon grand regret négligé d'en prendre la relation complète....

La relation entre des opérations et la néphrite albumineuse a été déjà du reste signalée par Rosenstein (Jaccoud, Clinique médicale. Pag 647), et Billroth avance que l'albumine se développe dans les suppurations osseuses de longue durée. La question est donc posée, et il est à espérer qu'elle sera prochainement résolue, car elle intéresse à un haut degré le pronostic, et les indications thérapeutiques et opératoires. Dès à présent on peut sans se compromettre affirmer que la présence de l'albumine dans l'urine assombrit singulièrement le pronostic des lésions traumatiques et des opérations chirurgicales que par conséquent elle doit imposer une grande réserve dans l'emploi des instruments tranchants. De la réserve à l'abstention complète il y a loin, et je ne vais pas jusqu'à dire qu'il faut rejeter toute opération en pareil cas. L'urgence alors fait taire tout les scrupules.

C'est ainsi que l'été dernier, j'ai pratiqué une trachéotomie sur un enfant de 10 ans en état d'anasarque albuminurique, consécutif à une scarlatine grave. Contre mes prévisions, l'opération a réussi, et je dois dire même que la plaie a suivi ses phases d'une manière tout à fait normale, ce qui prouve une fois de plus qu'en pratique il n'existe guère de règle absolue. »

A la séance du 17 février M. Verneuil donne communication de la fin de l'observation.

Le malade ayant succombé dès les premiers jours de février aux suites d'un épanchement pleurétique, l'autopsie a montré, dans la plèvre droite, une grande quantité de liquide d'un jaune verdâtre, un peu louche, avec fausses membranes, flottant dans la cavité ou adhérant faiblement à la plèvre. Le tissu du poumon est sain. Un peu d'épanchement dans le ventre. Trace de péritonite périhépatique récente. La rate et le foie ne présentent pas d'altérations notables. Les deux reins à peu près également altérés offrent les lésions de la maladie de Bright au troisième degré : çà et là quelqes lobes offrent des vestiges d'hyperhémie.

Examen du bras. — Les ulcérations sont presque entièrement cicatrisées ; la peau, le tissu cellulaire sous-cutané, et l'aponévrose d'enveloppe confondus et fusionnés forment une gangue indurée inextensible au milieu de laquelle on ne reconnaît qu'à grand'peine les veines sous-cutanées.

Les veines étaient partout perméables et sans caillot : il y a donc eu phlegmon diffus et non phlébite.

M. Terrillon a publié aussi un fait qui peut rentrer dans cette catégorie (Il est reproduit dans la thèse de Leneveu). Un homme de 29 ans, étant en état d'ivresse se fit une fracture compliquée de l'avant-bras. M. Terrillon fait l'occlusion de la plaie et immobilise le membre ; mais le malade enlève la baudruche qui servait à cette occlusion, et aussitôt l'avant-bras devient le siège d'un phlegmon, avec infiltration de pus. Malgré des incisions libératrices, malgré des soins réguliers, la guérison ne se fait pas, l'avant-bras reste infiltré, le bras est le siège de phlegmon chronique, l'état général du blessé est mauvais ; il maigrit et un beau jour apparaît de l'œdème de la face et du tronc ; c'est alors qu'on regarde les urines et qu'on les trouve albumineuses. M. Terrillon ne vit de ressource que dans l'amputation du bras, et le blessé guérit non sans avoir présenté des accidents et même éprouvé une véritable attaque d'urémie.

Cet ordre d'accidents nous amène naturellement aux lymphangites et aux érysipèles, qui se développent, avec tant de facilité, chez les albuminuriques, autour des piqûres, des ventouses scarifiées, etc. : les exemples en abondent dans tous les recueils d'observations et dans les livres classiques ; on en trouve à chaque page dans le livre de

Rayer, que nous avons vu lui-même commencer à proscrire
les mouchetures faites aux membres œdématiés par la néphrite albumineuse.

Il s'agit il est vrai, le plus souvent de lymphangites et
d'érysipèles survenant sur des téguments modifiés par l'a-
nasarque ; il y a, en plus, l'altération anatomique de la distension de la peau, de son infiltration par une sérosité qui
constitue un mauvais milieu nutritif pour les éléments des
tissus ; mais l'absence de l'œdème ne garantit pas le blessé
contre les complications de ce genre, qui dans ce cas moins
défavorable, restent encore fréquentes et peuvent, pour le
dire en passant, mettre sur la voie du diagnostic de l'affection viscérale ; car l'esprit devra être mis en éveil, de ce
côté, par les lymphangites et les érysipèles à répétition
qu'on observe quelquefois.

Mais, ce qui plus encore devra faire songer à l'albuminurie, comme au diabète, dans la manière d'être de ces
accidents c'est la gravité exceptionnelle qu'ils affectent.
Nous avons bien souvent entendu dire à M. Verneuil que
l'érysipèle chirurgical n'était grave que chez les individus
ayant une affection constitutionnelle et surtout ayant
une maladie des reins. Il n'y a guère d'exceptions à
cette règle pronostique qu'au moment de certaines épi-
démies, qu'heureusement nous ne voyons plus guère, et
dans lesquelles s'associent, se succèdent ou se rempla-
cent la pyohémie et les érysipèles graves, en même temps
que dans une autre classe de malades, sévissent les accidents puerpéraux ; comme si ces diverses affections étaient
le produit de la même infection symptomatiquement pro-
téiforme, où comme si la constitution médicale du moment

donnait plus de puissance aux germes des diverses maladies infectieuses.

Mais nous ne voulons pas insister sur les rapports de l'érysipèle avec les maladies rénales, ce sujet ayant été traité longuement par M. Revouy (en 1876). Citons seulement un fait trop éloquent à cet égard rapporté par Paget dans son chapitre si intéressant de « calamités de la chirurgie » On enleva à un albuminurique un petit kyste du cuir chevelu : « il survint un érysipèle dont l'opéré mourut. » On n'avait reconnu l'albumine qu'après la mort et ajoute le chirurgien anglais : « Si l'on en avait été informé auparavant, aucun chirurgien prudent n'aurait songé à opérer. »

Dans les bulletins de la Société anatomique de 1868 (p. 335) nous trouvons l'observation communiquée par M. Calmettes d'un homme de 24 ans atteint d'ostéo-myélite ancienne du tibia, et devenu albuminurique ; d'un trajet fistuleux partit un *érysipèle gangréneux* de la cuisse qui emporta le malade.

Avec l'érysipèle nous touchons aux complications générales des plaies, aux maladies infectieuses auxquelles sont exposés les blessés. Les albuminuriques sont, naturellement, vis-à-vis d'elles, entachés de la même susceptibilité qui les rend accessibles à tous les influences nocives. « Dans le groupe des maladies internes où il y a existence constante de l'albuminurie, dit encore Paget, les chances d'érysipèle et de pyohémie semblent atteindre leur maximum. »

Comment s'en étonnerait-on ? les maladies infectieuses, quoique tout à fait circonstantielles et liées à l'état des milieux n'affectent-elles pas de préférence certains individus ? ceux, chez lesquels la résistance organique est moin-

dre, qui sont, comme on dit, en état de « misère physiologique. »

Quelles circonstances plus que les lésions qui font obstacle au régulier fonctionnement de la séçrétion rénale, que
l'albuminurie qui en est la conséquence ordinaire, placent
l'individu dans les conditions de « nutrition, retardante »
si favorables à la réceptivité des germes infectieux.

Ces malades ne rentrent-ils pas, en première ligne, dans
cette classe des « dépréciés, des déchus, de tous ceux dont
la lutte pour la santé excède les forces; qui ne sont plus ni
assez forts, ni assez riches pour veiller à la sûreté de leur
personne. » (Bouchard). Aussi, la complication infectieuse,
par excellence, des blessures, la pyohémie devra-t-elle
trouver chez eux un terrain tout préparé pour son développement.

M. Verneuil dans la discussion académique de 1869 avait
déjà attiré l'attention sur ce fait que, parmi les circonstances favorisant l'éclosion de la pyohémie, il ne fallait pas
manquer de tenir compte des dystrophies constitutionnelles,
essentielles ou secondaires.

Cette idée que les modifications que subissent la crase
du sang et des humeurs, et les qualités des solides, de par
l'albuminurie ou plus généralement de par les lésions qui
empêchent le fonctionnement normal du rein, que ces modifications organiques, dis-je, placent l'économie en état de
facile réceptivité pour les maladies infectieuses n'est pas
seulement théorique ; elle n'est que trop justifiée par les
faits.

Nous trouvons dans la thèse de M. Leneveu une observation de M. Verneuil (obs. 46) des plus intéressantes à ce
sujet.

OBSERVATION VII.

(Résumé).

Un homme de 61 ans entre dans le service de M. Verneuil à Lariboisière le 13 janvier 1870.

Le 14, à la visite, on constate :

Une fistule au niveau de l'articulation des phalanges du gros orteil droit.

Il y a eu antérieurement, issue de fragments d'os, Par le stylet on trouve l'os à nu. M. Verneuil fait une incision, extrait la deuxième phalange et applique un drain au moyen duquel on fait des injections chlorurées.

Jusqu'au 1er février rien de particulier à noter.

Mais le 3 et le 4 le malade a un frisson et sur le gros orteil et le dos du pied apparaît un peu de rougeur et de gonflement. En même temps quelques phénomènes généraux fièvre, inappétence, langue saburrale, etc., et aussi quelques accidents pulmonaires, douleur au sommet gauche, râles sibilants et sous-crépitants aux deux bases. Il ne se développe ni érysipèle, ni lymphangite, cependant malgré l'administration d'un vomitif le même état de malaise persiste ainsi que l'élévation de la température (39° à 39,6).

On constate (7 février) de l'albumine « en quantité notable dans l'urine. »

La langue devient sèche; il se forme une collection dans l'articulation sterno-claviculaire gauche, le malade se prostre et les phénomènes pulmonaires augmentent d'intensité.

Puis après une courte période d'amélioration, l'état du malheureux s'aggrave de nouveau, l'abattement augmente, la somnolence survient et la mort vient terminer la scène morbide le 2 mars.

A l'autopsie on trouve plusieurs abcès métastatiques dans les poumons; pas de pneumonie.

Les reins sont exsangues. On voit de petits kystes sous leur capsule. *La substance médullaire s'étend jusqu'à la périphérie.*

Rien de bien particulier dans les autres viscères.

Au pied, on trouve un petit séquestre autour de l'endroit où siégeait le premier enlevé, une arthrite de l'articulation voisine, une inflammation circonscrite autour de la jointure. Phlébite des veines profondes du mollet, sans suppuration.

Bruchet. 5

Enfin, notre excellent maître M. Nicaise, dans la *Revue mensuelle de médecine et de chirurgie*, a donné d'un cas d'infection purulente survenue chez un albuminurique blessé, une interprétation qui met bien en relief cette susceptibilité morbide pour les maladies infectieuses que créent les dystrophies constitutionnelles.

Nous sommes heureux de reproduire les points principaux de cette note, qui mériterait d'être citée intégralement.

« L'importance qu'a prise dans ces dernières années la théorie des germes de l'air, dans la pathogénie des intoxications chirurgicales, dit M. Nicaise, a fait laisser un peu dans l'ombre le rôle qui doit appartenir à l'état constitutionnel du blessé. Mais une certaine réaction commence à se produire, et grâce aux travaux de Paget, en Angleterre, et surtout de M. Verneuil, en France, l'influence de l'état général du blessé sur le développement des complications des plaies tend à reprendre la place qui lui est due. L'une des théories ne doit pas remplacer l'autre, mais il y a lieu de rechercher quels sont les cas qui appartiennent soit à l'une, soit à l'autre, et aussi ceux dans lesquels elles se prêtent un mutuel appui..... »

OBSERVATION VIII.

(Résumé).

Quant à l'observation, il s'agit d'un homme de 56 ans, exerçant la profession de boulonnier et ayant le teint pâle, la figure blême, en un mot, tous les signes de l'*anémie des chauffeurs*.

Le 3 décembre 1876, il reçoit sur la jambe droite un boulon pesant environ une livre et demie. Il cessa de travailler et resta chez lui sans voir de médecins, mais pris de fièvre et voyant sa jambe augmenter de volume et ne pas guérir, il se présenta à l'hôpital temporaire où il fut reçu le 12 janvier 1877.

Vers le milieu de la jambe droite, non variqueuse, au niveau de la crête du tibia, existe une petite plaie en voie de suppuration, et vers l'articulation tibio-tarsienne une ulcération par où s'échappe une masse fongueuse, mortifiée, dépendant du tendon du jambier antérieur.

Entre les deux plaies, peau tendue, violacée, décollée ; membres inférieurs œdématiés, surtout le droit ; œdème des bourses et des parois abdominales.

En suivant ce pont de téguments décollés, M. Nicaise découvre une masse mortifiée formée par le tendon du jambier antérieur et des débris de l'aponévrose jambière ; le jour suivant, il extrait encore ce qui reste du tendon jusqu'à son insertion au premier cunéiforme, au niveau duquel s'était formé un abcès.

Ainsi, à propos de plaie contuse, fait observer M. Nicaise, il se développe des phénomènes généraux assez prononcés et une *tendinite gangréneuse* de tout le tendon du jambier antérieur. La lésion a donc suivi la marche qu'on rencontre si souvent dans les traumatismes qui surviennent chez les individus dont l'état constitutionnel est mauvais. Notre malade présentait l'anémie des chauffeurs, et il y avait des traces d'albumine dans l'urine ; je considérai alors l'existence d'une affection rénale comme certaine.

Les jours suivants, le blessé a de l'hématurie, puis, malgré le traitement consistant dans l'administration du sulfate de quinine, de toniques, etc., viennent des frissons, des accidents de dyspnée ; l'hématurie persiste, l'œdème augmente, et enfin le malade meurt le 22 janvier.

A l'*autopsie*, on trouve de l'ascite (5 à 6 litres), des abcès métastatiques du foie, et enfin des lésions des deux reins qui ont été bien étudiées histologiquement par M. Chambard.

« Cette observation, ajoute M. Nicaise, peut être l'objet de deux remarques principales :

« 1° Le développement rapide d'une tendinite gangréneuse après une plaie cautérisée peu étendue ;

« 2° Le développement d'une infection purulente chez un malade atteint de néphrite.....

« Cette terminaison des plaies des tendons, sans être

rare, n'est cependant pas commune, et l'on peut faire intervenir ici pour l'expliquer l'influence de l'état général....

« En outre, ce malade, après avoir présenté de l'anasarque, avec de l'albumine et du sang dans les urines, fut pris de frissons et succomba rapidement, attteint d'infection purulente.

« Celle-ci fut sporadique, elle se montra dans un service d'hôpital à un moment où aucun des blessés ne présentait de complications.....

« Est-il possible aujourd'hui de dire qu'elle est la cause immédiate de ces complications sporadiques? On ne peut faire que des hypothèses. Les uns feront intervenir encore les germes de l'air, en admettant qu'ils ont une activité plus ou moins grande et que le blessé présente plus ou moins de réceptivité. Les autres diront qu'il y a eu décomposition du pus au niveau de la place et auto-intoxication. D'autres enfin admettront que l'ébranlement amené dans tout l'organisme affaibli par le traumatisme et la lutte pour le réparer, a développé un état fébrile particulier. Nous nous garderons bien de nous prononcer aujourd'hui; mais l'exposé du fait que nous étudions en ce moment démontre l'influence considérable de l'état général du blessé sur le développement des complications des plaies. Chez notre malade la néphrite a joué le plus grand rôle comme le montrent l'anasarque, la présence de l'albumine et du sang dans l'urine, les épanchements des séreuses et l'œdème pulmonaire ultime.... » (Nicaise, *Revue mensuelle de médecine et de chirurgie*, janvier 1878.)

Nous n'en avons pas fini avec ce qu'on pourrait presque appeler le martyrologe des albuminuriques blessés. Les ressources dont ils disposent dans la « lutte pour la santé » sont quelquefois si précaires qu'ils succombent sans que la moindre complication ni la moindre évolution se fasse du côté de la blessure.

Dans certains cas, l'organisme a été comme miné par la destruction lente et graduelle de ses qualités organiques. Il n'a plus, pourrait-on dire. qu'une ombre de vitalité, et au moindre choc, il s'effondre.

Notre collègue et ami, M. Malécot, nous citait le cas suivant dont il a été témoin dans le service de M. Panas, à Lariboisière : un homme d'environ 60 ans entre dans ce service pour une fistule à l'anus. M. Panas l'opère au bistouri ; aucun accident immédiat.

Mais le lendemain, à la visite du matin, on le trouve dans un état comateux, et à onze heures il était mort.

A l'autopsie, la seule lésion qui pût expliquer la mort se trouvait dans les reins qui étaient petits et parsemés de nombreux kystes.

Il est évident qu'il s'agissait d'une néphrite interstitielle très avancée ayant à peu près complètement détruit le parenchyme glandulaire. Et à ce propos M. Panas comparaît justement ces organismes en ruine à certaines vieilles murailles qu'on veut réparer : « Dès qu'on y touche tout s'écroule. »

C'est dans cette même catégorie de faits qu'il faut ranger deux observations présentées récemment à la Société de chirurgie par M. Verneuil.

Voici la première communication ;

A la séance du 18 juin dernier, M. Verneuil rappelle qu'il considère, depuis longtemps, l'algidité comme une circonstance très grave dans l'étranglement herniaire ; il faut s'efforcer d'élucider l'interprétation souvent très difficile de cet état particulier ; depuis qu'il a trouvé de la congestion pulmonaire intense, dans certains cas d'étranglement herniaire il l'a toujours cherchée : « Mais, dans le fait suivant, un élément nouveau apparaît dans la question : c'est l'altération des reins avec laquelle il y a tant à compter dans la pratique. Le sujet opéré, trente-quatre heures après le début de l'étranglement, mourut trente-six heures après l'opération, comme meurent ordinairement les individus atteints de néphrite, c'est-à-dire insidieusement, sans présenter de symptômes très caractéristiques.

OBSERVATION IX.

Le nommé J.-Fr. Soullière, âgé de 68 ans, entre le 8 mai 1881 salle Michon, hôpital de la Pitié.

Cet homme accuse une affection ancienne des voies digestives, pour laquelle il boit exclusivement du lait depuis longtemps déjà. Il a une hernie inguinale gauche ordinairement contenue par un bandage. L'an dernier, il a éprouvé quelques accidents ; sa hernie ne pouvant être réduite, il est entré dans le service de M. Polaillon, où le taxis a été suivi de succès.

Le dernier bandage qu'il portait depuis quelques mois était insuffisant et laissait passer la hernie quelquefois ; enfin, hier, la sortie a été brusque, il a été pris de douleurs dans le ventre, en même temps que de vomissements qui ont été d'ailleurs peu fréquents et sans mauvaise odeur ; pour lui, c'étaient plutôt des glaires. Trois tentatives de taxis ont été faites en ville, sans chloroforme.

Il entre à l'hôpital le dimanche 8 mai, à 3 heures de l'après-midi. L'étranglement date de quinze heures environ.

A son entrée, l'interne de garde fait une tentative de taxis avec le chloroforme sans aucun résultat. Un lavement purgatif est ordonné, il le rend à peu près tel qu'il l'a pris. Les phénomènes d'étranglement étant peu pressants, on ne fait pas appeler le chirurgien. Une vessie de glace est placée sur la tumeur.

M. Verneuil le voit à 10 heures du matin le 9 mai.

Il n'y a pas eu de vomissements depuis son entrée, mais il n'y a eu ni selles ni expulsion d'aucun gaz depuis le début de l'étranglement Le ventre est ballonné. La tumeur occupe la partie interne de l'aine du côté gauche. Elle est cylindroïde, allongée verticalement, de 4 à 5 centimètres de diamètre, de 10 à 12 centimètres de long. Elle est mate, dure, rénitente.

Le malade se plaint de souffrir beaucoup. Il est oppressé, le visage est congestionné, d'une teinte violacée, presque livide ; au premier aspect, il ressemble à un cardiaque en état d'asystolie.

Ses membres ont aussi, par places, une teinte livide, sans œdème. Le nez et les extrémités sont refroidis. La température axillaire est de 36,2.

Il tousse assez fréquemment et rejette des mucosités bronchiques épaisses ; le pouls est petit, irrégulier.

Renvois de gaz fréquents, sans nausées, ni vomissements. Opératio à dix heures et demie. Chloroformisation facile sans accidents.

Après anesthésie, M. Verneuil fait une tentative de taxis très modérée pendant dix minutes. La tumeur semble d'abord diminuer d'un bon tiers sans qu'il y ait eu de gargouillement, puis cette réduction s'arrête, et le taxis ne produit plus aucun résultat. Dès le début du taxis, M. Verneuil fait remarquer, vu la direction de la tumeur, qu'il s'agit d'une hernie interne ou directe.

La kélotomie est commencée. Les parties molles ayant été incisées couche par couche, M. Verneuil arrive sur le sac dont la ponction donne issue à environ 100 gr. d'un liquide noirâtre sanguinolent. Quelques caillots s'y trouvent mêlés, qui prouvent que l'hémorrhagie ne date pas du taxis qui vient d'être tenté, mais a eu lieu il y a au moins vingt-quatre heures. Le liquide du sac, examiné immédiatement par M. Neveu, contient des bactéries en très grand nombre.

L'ouverture du sac laisse voir une anse d'intestin grêle fortement distendue, dont les parois sont noirâtres, par hémorrhagie interstitielle ; elle paraît saine d'ailleurs, et le peu de durée de l'étranglement ne semble laisser aucun doute à cet égard.

Avant de lever l'étranglement, il est procédé à une toilette complète du sac à l'aide d'un pinceau imbibé d'une solution phéniquée à 1/20.

L'étranglement est très serré, M. Verneuil débride d'abord de quelques millimètres avec le bistouri de Cooper, puis une seconde fois d'une quantité à peu près égale.

L'intestin pressé à travers les parois du sac, laisse alors échapper le gaz qu'il contient avec un bruit de gargouillement, puis est réduit facilement.

Les bords du sac étant accolés par leur face péritonéale, M. Verneuil pratique à quelques millimètres une suture à points passés, dont il noue les deux extrémités comme une suture en bourse.

L'opération a été faite sous le *spray*, et un pansement de Lister est placé sur la plaie, sans réunion superficielle.

Avant et après l'opération, il est fait au malade une injection hypodermique d'éther. — Potion de Todd. Lavement.

Dans la journée la T. remonte à 36,8 ; puis le soir à 37º.

Le lavement a ramené quelques matières, peu de chose. Les extrémités sont chaudes, le visage moins livide, pas de vomissement.

10 mai. Même état. Le malade se plaint toujours de souffrir du ventre, le pansement est laissé en place. T. 36,8. Nouveau lavement. Potion de Todd. Injection d'éther.

Le soir, l'hypothermie (36,4) et le refroidissement des extrémités ont reparu. La dyspnée a augmenté, le ventre est plus ballonné et la sensibilité à la pression assez vive.

Pas de vomissements, pas de selles.

L'auscultation fait trouver des bruits du cœur à peine perceptibles, sans souffle. Le pouls est inégal et intermittent.

A 10 heures du soir, redoublement d'oppression; on constate des râles très fins de la poitrine.

Le sujet meurt comme asphxié.

Remarque. — Depuis son entrée, le malade n'a pas expulsé plus de 100 gr. d'urine, sans qu'il ait ni rétension ni incontinence.

L'analysie n'a pas été faite.

Autopsie. — Trente-quatre heures après la mort.

Abdomen très distendu, pas de péritonite, pas de liquide louche dans le péritoine. Les anses de l'intestin grêle sont très distendues, sauf dans la partie terminale de l'iléon, ainsi que la moitié inférieure du gros intestin.

L'anse herniée, tout d'abord reconnaissable à sa couleur est remontée dans l'hypocondre; elle fait partie du 1/3 inférieur de l'iléon. La partie étranglée forme une petite poche dilatée et est ecchymosée. La surface péritonéale est lisse et sans ulcération. Sa surface interne est recouverte de fausses membranes jaunâtres et molles.

Matières liquides ou solides de l'intestin; au-dessus et près de l'étranglement bol assez considérable solide formant une sorte de bouchon que le lavage a quelque peine à détacher et au-dessous duquel l'intestin est flasque et non distendu.

Poumon. — Le bord postérieur des deux poumons est très congestionné. En outre, ils portent tous deux les lésions de la bronchite chronique. Le bord antérieur et le sommet sont emphysémateux.

Cœur, — Pas de lésions valvulaires, mais les parois sont amincies. Pour le ventricule droit surtout, la paroi est presque uniquement composée de graisse. Sur la tranche, on voit à peine une épaisseur de 1 millim. Le ventricule gauche a des parois plus épaisses (5 à 6 millim.) mais très évidemment atrophiées.

Pas de dilatation notable.

Reins. — Atmosphère cellulo-graisseuse épaisse ; la capsule est difficile à détacher. La surface présente quelques kystes ; elle est inégale, mamelonnée ; la couleur est tachetée, gris jaunâtre et brun. A la coupe ls ont surtout l'apparence des reins gras. De plus, dans quelques points l'épaisseur est peu considérable, l'atrophie porte surtout sur la couche corticale. Cet aspect rappelle le rein gras granuleux de Johnson, que l'on range dans les néphrites mixtes.

Nous devons à l'obligeance de notre collègue et ami Cerné, qui a bien voulu nous remettre un fragment du rein de ce malade, d'avoir pu en faire l'examen histologique.

Après durcissement, des coupes ont été faites et colorées avec le picro-carmin. Une vue d'ensemble montre une néphrite interstitielle, une sclérose très avancée, surtout en certains points, car ainsi que c'est l'ordinaire, la sclérose, quoique diffuse, est plus ou moins accentuée, suivant les régions : ici le lobule rénal est relativemennt peu altéré, on distingue facilement ses éléments constituants; vers le centre, la coupe des petits canaux droits, des rayons médulaires, et autour des tubuli contorti, puis les glomérules ; les tubes sont seulement séparés par des tractus conjonctifs plus épais que normalement : mais de semblables lobules sont rares, et déjà, à leur niveau, les tubes sécréteurs sont altérés.

Le plus grand nombre, sont le siège d'une prolifération conjonctive ancienne, beaucoup plus prédominante : en certains points la sclérose a envahi surtout le centre du lobule, sans y rester bornée cependant; on voit alors un îlot de tissu conjonctif au sein duquel on reconnaît encore des restes de tubes atrophiés et étouffés, les uns présentant encore la forme arrondie des tubes droits avec un épithélium cubique resté régulièrement disposé, mais n'ayant plus de lumière libre ; les cellules sont au contact par leur face libre ; les autres réduits à un amas de cellules épithélioïdes et embryonnaires, dans une sorte d'alvéole; un peu plus en dehors, on reconnaît quelques tubuli contorti isolés, et de plus déformés, aplatis; enfin à la périphérie ou dans le lobule voisin un amas de tubes sécréteurs dont la lumière est élargie et sur les modifications desquels nous reviendrons ; les capsules des glomérules sont épaissies quelquefois dans des proportions considérables, et le bouquet glomérulaire lui-même est souvent en voie d'atrophie assez avancée.

Tout ce tissu conjonctif de nouvelle formation est à l'état fibreux ; on y reconnaît bien les noyaux des cellules conjonctives, surtout sur les préparations colorées à l'hématoxyline.

Enfin la lésion ailleurs est plus complète encore : sur un des points de la préparation, le champ du microscope est ainsi occupé : trois glomérules rapprochés, devenus tout à fait fibreux et homogènes ; entre eux un large îlot conjonctif, dans lequel on voit trois tubes droits remplis et distendus par un cylindre colloide, puis deux ou trois tout petits amas cellulaires, vestiges insignifiants des tubes anciens. Il paraît bien y avoir un tiers des glomérules en voie très avancée d'atrophie ou tout à fait fibreux.

Quant aux tubes sécréteurs existant dans les points moins sclérosés, ils ont, nous l'avons déjà dit un calibre beaucoup plus grand qu'à l'état normal ; leur épithélinm est tout à fait surbaissé avec des noyaux bien apparents, la lumière est en occupée, le plus souvent par une sorte de coagulum granuleux, irrégulier.

Il est rare de rencontrer, du moins dans les préparations que nous avons, des cellules épithéliales ayant à peu près les caractères normaux.

On trouve aussi çà et là des cylindres colloïdes dans les tubes droits; toutefois ils ne sont pas très nombreux. Peu de vaisseaux apparents.

Il s'agit, en somme, d'une néphrite interstitielle avancée, avec les modifications cellulaires qui lui sont inhérentes et probablement antérieures (Charcot) ; et on sait dans quelles conditions défectueuses de fonctionnement une lésion conjonctive, arrivée à ce degré, place la glande rénale.

A la séance du 6 juillet, M. Verneuil lisait une seconde observation très analogue à la précédente, celle-là recueillie à l'Hôtel-Dieu dans le service de M. le professeur Richet.

Quelques jours après la présentation de la première, en effet, M. Verneuil se trouvait à l'Hôtel-Dieu, un peu par occasion, par suite du concours pour le Bureau central ; il était dans une des salles de M. Richet, dont le chef des cliniques, M. Bazy, le pria de voir un malade qui venait d'être reçu pour une hernie étranglée.

OBSERVATION X.

(Résumée).

C'était un homme de 75 ans, porteur de deux grosses hernies, l'une à droite, irréductible, mais non douloureuse et non tendue, l'autre à gauche, volumineuse aussi, tendue, sonore, étranglée depuis vingt-quatre heures.

Ce qui frappait surtout chez ce malade, c'était l'état d'algidité dans lequel il se trouvait; il était très abattu et déprimé; il avait les extrémités absolument froides et la respiration difficile. On n'avait pas l'examen de l'urine, il n'en avait pas été rendu.

M. Verneuil conseilla de ne pas opérer, au moins immédiatement, d'essayer auparavant de relever le malade par des boissons chaudes, des injections d'éther, et même comme il s'agissait d'une grosse hernie sonore, de faire la paracentèse de l'anse intestinale, avant d'avoir recours à la kélotomie.

En tout cas, disait-il, le pronostic est fort grave.

Le malade qui était entré entre quatre et cinq heures mourait à six heures.

A l'autopsie on trouvait un étranglement extrêmement peu serré si bien même que M. Richet fit clinique sur ce sujet et le décrivit comme une variété spéciale d'étranglement, l'étranglement par flexion.

Il n'y avait pas trace de péritonite, pas de lésions de l'intestin, à peine un léger anneau sur le point d'intestin qui avait été étranglé; mais il existait une congestion pulmonaire énorme; puis M. Bazy put retirer de la vessie quelques gouttes d'urine qui donnèrent par la chaleur et l'acide nitrique un précipité abondant d'albumine. Le rein droit était congestionné de volume à peu près normal; la capsule s'en détachait facilement en entraînant cependant sur certains points un peu de substance corticale; dans l'épaisseur de celle-ci on trouvait quelques petits kystes.

Le rein gauche un peu plus petit présentait à peu près les mêmes caractères que l'autre.

M. Verneuil communiqua en même temps un troisième

cas du même genre, dans lequel la mort était survenue, chez une femme de 46 ans, simplement après la réduction sous le chloroforme ; seulement, à ce moment le malade était algide, et elle avait eu une syncope au début de la chloroformisation : elle était revenue à elle, avait eu quelques heures après la réduction, une selle abondante qui avait paru soulager la malade ; elle n'en succombait pas moins quelques instants après.

A *l'autopsie* on ne trouvait encore rien dans le péritoine, ni l'intestin, qui pût expliquer la mort, mais toujours une congestion pulmonaire énorme. On remarqua que la vessie ne contenait pas une goutte d'urine — dont l'examen n'avait pas été pratiqué, — les reins parurent sains et seulement congestionnés.

La discussion à la Société de chirurgie porta à peu près uniquement sur l'importance, dans tous ces cas, de la congestion pulmonaire, et il n'est pas douteux qu'elle ait joué le plus grand rôle dans les accidents ultimes et vraisemblablement amené la mort par asphyxie.

Mais il ne faut pas oublier que, dans ces trois observations, les malades ont présenté une anurie presque complète, que dans les deux premières, les lésions rénales n'étaient pas douteuses, et que dans la troisième, il est dit que le rein, d'apparence normale, était congestionné, — et ce rein, de minuit à deux heures du matin, ne sécréta pas une goutte d'urine. — Or, jamais le rein ne se congestionne si facilement que quand il est le siège de lésions antérieures, surtout de lésions interstitielles.

Je regrette de n'avoir pas eu à ma disposition les reins des deux derniers malades, car, pour cet organe comme pour bien d'autres, nous avons, avec tous ceux qui se sont quelque peu occupés d'anatomie pathologique, la conviction qu'on ne se rend que très imparfaitement et souvent inexactement compte des lésions, si on n'a pas recours à l'examen histologique ; c'est, du reste, actuellement une vérité banale qu'il était à peine besoin d'exprimer.

Pour ce qui est de la lésion rénale, reconnue dans la première de ces trois observations, elle était telle, qu'il est impossible de la négliger.

Quelle influence a-t-elle eu sur les accidents primitifs, la dépression et l'algidité du malade, et sur les phénomènes secondaires, la congestion pulmonaire et enfin la mort avec anurie ? Nous croyons qu'elle a été véritablement prépondérante, et, sans vouloir tirer de conclusions trop hâtives. nous ne pouvons pas ne pas rapprocher ce fait de ceux déjà observés, et dans lesquels le traumatisme accidentel ou opératoire a précipité les accidents dus à l'arrêt de la fonction rénale, les accidents urémiques, en un mot. Quoiqu'il en soit, ces faits, encore à l'étude, doivent être mis en série, comme le dit M. Verneuil, et nous devons tenir un compte aussi exact que possible de tous les éléments du problème pathologique, si nous voulons arriver à saisir rigoureusement l'enchaînement des phénomènes, et la pathogénie des accidents relatés dans les observations.

Voici une autre observation bien instructive, démontrant sans conteste, avec quelle facilité, une blessure minime, n'ayant par elle-même, on peut dire, aucune importance, est susceptible de déterminer chez un brightique, l'apparition d'une série d'accidents urémiques, entraînant dans un assez bref délai la mort d'un homme, qui, avant l'accident, paraissait vivre dans une sorte d'accoutumance avec sa lésion viscérale. Elle a été recueillie par notre collègue Tuffier, qui a bien voulu nous l'abandonner.

OBSERVATION XI.

(Communiquée par M. Tuffier, interne des hôpitaux).

Plaie contuse légère chez un albuminurique. Mort par urémie.

Pinot Ch., âgé de 55 ans, remouleur, entre à l'hôpital Cochin. baraque nº 32, le 21 avril 1881.

C'est un vieillard petit et bien musclé qui s'est fait une plaie contuse de la jambe dans les conditions suivantes :

Le jour même de son entrée, il est renversé dans la rue par un omnibus et sa jambe vient frapper contre le bord d'un trottoir ; il se relève après l'accident et se présente lui-même à l'hôpital.

Nous constatons alors une légère plaie contuse de 4 centimètres de long, située au tiers supérieur et interne de la jambe droite. Les bords ne sont pas décollés, il n'y a pas d'hémorrhagie. La plaie est peu profonde ; elle comprend la peau et le tissu cellulaire sous-cutané. La veine saphène interne est à nu mais non déchirée. Au centre de la plaie, l'aponévrose du mollet est éraillée et laisse voir les fibres du muscle jumeau interne, qui font un peu hernie à ce niveau. La face externe de la jambe présente une légère ecchymose et le pied une écorchure au cinquième métatarsien.

Le malade affirme s'être toujours très bien porté ; sauf un peu de toux le matin, rien n'indique chez lui une cachexie quelconque. La plaie n'est le siège d'aucune douleur ; on applique un pansement simple phéniqué.

Le lendemain nous trouvons la jambe un peu gonflée, la plaie un peu grisâtre, et l'état général d'ailleurs excellent. La température est de 37,2.

Rien du côté du tube digestif, du cœur et des artères. Le malade se plaint de tousser de temps en temps : nous trouvons à l'auscultation un peu d'expiration prolongée aux sommets du poumon avec quelques râles sibilants disséminés des deux côtés ; pas de submatité à la percussion, aucun symptôme fonctionnel alarmant ; on pense à une bronchite chronique professionnelle (remouleur). Mais en examinant les urines, nous trouvons par la chaleur et par les acides nitrique et picrique une quantité d'albumine très notable, albumine des affections rénales, albumine rétractile par la chaleur.

Au traitement local phéniqué, on ajoute comme traitement général, le régime lacté absolu.

Le surlendemain, les accidents locaux ont diminué, le gonflement du membre a disparu, la plaie reste un peu grisâtre, mais absolument indolente, au point que la malade demande à se lever. L'albuminurie et la bronchite n'ont pas varié.

Du 23 au 28, l'état général demeure très bon, l'appétit est excellent ; une diarrhée légère que nous nous gardons bien de combattre est le seul phénomène important. L'état local présente des particularités intéressantes ; la plaie loin de se déterger, reste exactement ce qu'elle était au début. Sans menace de phlegmon ni de gangrène, mais sans tendance à la cicatrisation ; le pansement au vin ne provoque aucune réaction.

C'est huit jours après l'accident que se manifestent les phénomènes généraux qui viennent aggraver la situation.

Déjà le 27 et le 28, le blessé se plaint d'une céphalalgie frontale persistante, qui lui enlève tout sommeil. L'appétit diminue, il a du dégoût pour le lait, la diarrhée s'arrête, moins d'albumine.

30 avril. Les vomissements alimentaires surviennent, la céphalalgie devient intolérable, l'albumine augmente, la diarrhée reparaît de nouveau, et le lendemain, se manifeste le délire, délire tranquille, monotone pendant lequel le malade marmotte quelques mots entre ses dents, ne répond pas à ce qu'on lui demande, mais ne présente ni coma ni contractures.

L'état local n'a pas varié, la plaie est exactement ce qu'elle était le premier jour.

2 mai. Les accidents s'amendent un peu, le délire disparaît, la céphalalgie est moins violente ; l'auscultation révèle toujours des râles sous-crépitants dans tout le poumon droit mais sans dyspnée. L'appétit est nul et la diarrhée persiste.

Cet état oscille ainsi pendant quelques jours, le subdélirium n'existe que la nuit, mais le malade s'affaiblit de plus en plus, les râles augmentent, le facies devient jaunâtre, il survient un œdème de la face, la voix est rauque et affaiblie, la température monte à 38,4. Le 11, on trouve un épanchement pleural occupant la base de la poitrine des deux côtés. Le malade tombe du délire dans le coma et sans convulsions, sans dyspnée, avec une température de 36,5, il s'éteint le 13 mai au matin.

Disons que pendant tout ce temps la plaie n'a pas changé un instant ; elle est restée grisâtre, suppurant très peu, sans pus fétide, de coloration spéciale, sans inflammation, sans complication d'aucune sorte, mais aussi blafarde, sans traces de réparation.

L'*autopsie* permet de constater :

Poumons : La partie inférieure du poumon droit est rouge et ne sur-
nage pas.

Foie : Sain.

Reins : Ils présentent les altérations du gros rein blanc. Beaucoup
plus volumineux que normalement, ils sont pâles ; la capsule se détache très facilement.

A la coupe, anémie de la couche corticale qui est blanchâtre, très
volumineuse.

La région médullaire est saine et rouge.

Le temps nous a manqué pour faire l'examen histologique des reins qui ont été recueillis et dont plusieurs
fragments ont été placés dans le liquide de Müller pour
être plus tard soumis à ce contrôle ; mais les symptômes
cliniques, l'aspect macroscopique du rein étaient assez caractéristiques pour ne laissser aucun doute au sujet de la
nature de la lésion brightique.

En résumé, de cette série de faits que nous avons pu
rassembler, il est évident, et nous n'y insisterons pas, que
le traumatisme a décidé de l'éclosion d'accidents qui sans
doute, font partie de l'évolution naturelle de la lésion rénale, mais qui sans cette secousse déterminante, eussent
éclaté beaucoup moins brusquement et dans un avenir
peut-être très reculé.

A côté de ces revers rapides, il faut placer d'autres cas,
où l'on voit tout d'abord le blessé supporter convenablement la blessure ou l'opération. L'albuminurie est très
minime, ou elle ne devient même appréciable que dans le
cours de l'affection chirurgicale ; ou bien, si elle existait, un
traitement approprié l'a fait disparaître. Aucune complication ne se montre ; le blessé a bien supporté le traumatisme ; surveillé de près, le travail de réparation commence,
lent, mais graduel et on a tout lieu de croire enfin à une
cicatrisation prochaine. Mais le blessé est arrivé à un ni-

veau de guérison qu'il ne peut pas dépasser : le travail réparateur s'arrête, et surtout, l'économie en quelque sorte épuisée par l'effort pourtant insuffisant, qu'elle vient de faire, faiblit et cesse de lutter. L'affection rénale devient prédominante, et finit par triompher du blessé qui est à bout de défense.

Observation XII.

(Personnelle.)

Le nommé G... (Prosper), âgé de 48 ans, employé, eutre le 18 janvier 1880, dans le service de M. le professeur Verneuil, salle Saint-Louis, lit n° 11.

Cet homme grand, maigre, très pâle, se présente à nous pour un abcès de la jambe gauche, dont il souffre depuis trois ou quatre semaines.

Avant cette époque il était assez bien portant et n'avait jamais fait de véritable maladie, quoiqu'il ait eu à souffrir d'assez grandes privations.

. Il a eu aussi à diverses reprises, il y a quelques années, des éruptions cutanées dont il porte les traces, et sur lesquelles nous reviendrons tout à l'heure.

La jambe gauche est tuméfiée, siège d'un œdème très notable, et porte en arrière, dans la partie moyenne du mollet, un orifice fistuleux qui donne écoulement à un pus séreux. La peau est décollée sur les bords de cet orifice, surtout par en haut.

Il y a déjà longtemps que cet abcès est ouvert et il n'a pas de tendance à la guérison. Il n'a été vraiment douloureux qu'au moment où devenu superficiel, il dut être ouvert. Actuellement il est absolument indolent. L'affection a seulement provoqué un peu de contracture du triceps sural, qui élève le talon et empêche de placer le pied à angle droit.

L'exploration de la jambe faite pour découvrir le point de départ de cet abcès conduit à examiner l'extrémité supérieure du tibia et du péroné ; et en effet, à ce niveau, on trouve entre le tubercule de Gerdy et la tête du péroné une tuméfaction osseuse très appréciable, douloureuse à la pression et paraissant siéger sur le condyle du tibia.

Quant à la nature de l'affection, il y a lieu de se demander s'il faut

Bruchet.　　　　　　　　　　　　　　　6

la rapporter à la scrofule ou la syphilis. Au sujet de la premièr hypothèse le malade ne présente aucun attribut de scrofule ; il est vrai seulement qu'il a eu à souffrir de grandes privations et que sa constitution a été très affaiblie. Mais il porte sur les membres inférieurs, et, pour quelques-unes, sur le tronc, des cicatrices assez nombreuses, les unes pigmentées, d'autres devenues blanches, cicatrices arrondies, à derme aminci, et qui permettent d'affirmer l'existence de la syphilis, bien que le malade ne donne aucun renseignement positif à ce sujet.

M. Verneuil le soumet à l'iodure de potassium et on applique des révulsifs, vésicatoires, teinture d'iode, au niveau du condyle tibial qui est atteint.

Le teint pâle, mat de ce malade fait penser à une albuminurie probable, mais les urines examinées ne contiennent pas trace de cette sécrétion anormale.

28 janvier. Le repos et les soins que reçoit cet homme ont amélioré son état ; la jambe est moins tuméfiée ; les téguments du voisinage de l'ouverture sont moins livides et se sont affaissés ; la tuméfaction osseuse persiste vers la tête. Au tibia M. Verneuil fait appliquer un cautère à la pâte de Vienne.

15 février. L'œdème du membre étant lent à disparaître, nous avons appliqué un pansement ouaté compressif et en même temps contentif pour ramener le pied à angle droit. L'œdème a ainsi beaucoup diminué ; la plaie a assez bon aspect, mais sans tendance à la guérison ; elle reste fistuleuse et donne toujours issue à une assez grande quantité de pus. Le malade reste pâle et sans énergie.

On continue encore l'iodure de potassium et les toniques, Bagnols, etc.

Avril. Bien que l'extrémité supérieure du tibia ait beaucoup perdu de sa tuméfaction et revienne graduellement à l'état normal, l'ouverture fistuleuse du mollet persiste ; la sécrétion purulente a seulement notablement diminué : le malade se trouve bien. Quoiqu'il conserve toujours la teinte anémique si prononcé des téguments, il se lève un peu avec des béquilles.

Juin. On ne s'occupait plus guère de ce malade que pour lui faire son pansement nécessaire ; il allait lentement mais graduellement en s'améliorant, lorsqu'un jour nous le trouvons affaissé, plus blême encore que d'habitude ; il raconte que depuis quelque temps il rend du sang par l'anus, et qu'hier notamment il en a perdu une grande quantité. On reconnaît l'existence d'hémorrhoïdes et M. Verneuil lui pratique la dilatation du sphincter avec le spéculum.

Les hémorrhagies ont absolument cessé depuis l'opération et le malade a repris quelques forces.

Juillet. Malgré tout, le trajet fistuleux n'achève pas de se cicatriser le tubercule de Gerdy et la tête du péroné sont cependant bien délimités maintenant, et la pression à ce niveau est à peine douloureuse. L'écoulement du pus qui se fait par la fistule est très minime. On fait des pansements rares qui sont très peu imbibés par le pus.

Août. La jambe gauche avait toujours une tendance à s'œdématier ; on était arrivé par les pansements à s'opposer à cette infiltration du membre ; mais l'œdème commence à reparaître plus intense sur le dos du pied et la partie inférieure de la jambe, bien qu'aucune complication ne soit survenue au niveau du foyer.

A ce moment, je perds le malade de vue ; mais je sus que l'œdème avait envahi successivement la cuisse du même côté, puis le membre opposé et enfin le ventre.

3 octobre. Je revois le malade qui est très affaissé et découragé. Le membre inférieur droit est le siège d'un œdème considérable qui remonte jusque sur les parties abdominales. Le membre gauche est moins œdématié, mais cela tient à une cause mécanique : il a été comprimé dans un bandage compressif. L'urine renferme une quantité très notable d'albumine. L'acide nitrique et la chaleur la précipitent en grumeaux abondants.

20 octobre. Le malade reste dans le même état pendant le commencement du mois ; il est au régime lacté ; néanmoins il va graduellement en s'affaissant. Quantité d'urine habituelle : 1.200 à 1.500 c. c.

27 octobre. Nous trouvons le malade plus pâle et plus affaissé que jamais, de plus un peu de subdelirium ; il urine très peu ; depuis plusieurs jours diarrhée abondante.

28 octobre. Affaissement plus prononcé encore et commencement d'algidité périphérique. Le subdelirium est encore plus accentué, mais calme.

23 octobre. A la visite de ce matin le malade est dans le coma.

La nuit il a été encore un peu agité et délirant. Tout fait présager une mort prompte. Mort dans l'après-midi.

Autopsie. — Le péritoine renferme une très grande quantité de liquide citrin, au moins 12 litres.

Les poumons sont très adhérents à la plèvre costale dans toute leur moitié supérieure, et tellement, qu'il est impossible de les enlever en totalité ; on les déchire en en laissant de notables débris à la paroi.

Ils présentent chacun dans leur tiers supérieur d'assez nombreux petits tubercules blancs et opaques. Pas de cavernes. C'est évidemment une tuberculose jeune.

Les bases des poumons un peu congestionnées n'ont pas d'autre lésion.

Le péricarde contient une petite quantité de liquide séreux. Le cœur est gros et évidemment hypertrophié.

Cette hypertrophie porte sur le ventricule gauche dont les parois sont très épaisses de même que les colonnes charnues. Pas de lésions sur les valvules.

Aorte légèrement athémateuse.

Le foie a un volume normal et son aspect ne dénote aucune altération ; il y a seulement de la péri-hépatite, mais la consistance de l'organe est normale et on reconnaît nettement à la coupe les deux substances brune et jaunâtre.

Les reins semblent peu augmentés de volume ; le plus gros pèse 190 grammes. Sa surface extérieure est lisse ; la capsule s'en détache facilement, sans entraîner du parenchyme.

Cette surface est peu pâle. Sur la coupe la substance médullaire, très nette et normale ; la substance corticale est gris-jaunâtre surtout dans les colonnes de Bertin qui paraissent élargies.

Les veines cave, iliaques, fémorales sont examinées et ne renferment que des caillots cruoriques libres et récents,

Quant à l'affection locale nous trouvons très peu de chose, un décollement sous-cutané, et au niveau des extrémités osseuses presque rien. Les os ne sont pas dénudés. Le périoste paraît seulement un peu épaissi.

Examen histologique des reins.— Nous n'avons pu dans ce cas nous servir de l'acide osmique ; néanmoins les lésions sont très évidentes sur les coupes préparées suivant les méthodes ordinaires.

Les tubes contournés apparaissent tous avec une lumière très élargie, occupée, presque toujours, par un coagulum réfringent ou plutôt par un réseau formé de fins filaments partant des cellules épithéliales et de mailles plus ou moins régulièrement arrondies. Souvent la partie centrale est plus compacte, granuleuse, légèrement colorée en jaune-verdâtre sous l'influence des réactifs. Dans les mailles des réseaux, on voit aussi, dans certains tubes, de petits blocs arrondis, granuleux, et quelques cellules embryonnaires colorées par le carmin.

Dans quelques-uns de ces tubes on voit, enfin, un amas granuleux avec des noyaux colorés en rose.

L'épithélium glandulaire est très modifié ; très diminué de hauteur il forme une petite collerette granuleuse colorée en rose, dont les cellules composantes seraient cubiques si elles étaient distinctes. Les noyaux sont encore assez nets.

Les branches montantes de l'anse de Henle présentent les mêmes modifications, élargissement considérable du calibre du tube et affaissement des cellules ; elles contiennent aussi pour la plupart le même exsudat réticulé.

Les tubes excréteurs sont tantôt vides, tantôt ils contiennent de petits amas colorés n'en remplissant pas toute la lumière ; quelques-uns contiennent un cylindre colloïde.

Ces cylindres sont peu nombreux, on en voit dans des branches grêles, dans des tubes de Ludwig et plus rarement dans un tube de Bellini ; il est probable que quelques-uns ont quitté leur tube dans le cours des manipulations, car dans une préparation colorée à l'hématoxyline et à l'éosine on les voit plus abondants que sur d'autres.

Outre ces lésions de la partie glandulaire proprement dite du rein, qui sont prédominantes, il existe quelques modification de la portion conjonctive ; les capsules glomérulaires sont généralement épaissies ; le glomérule lui-même est ordinairement d'apparence normale ; entre les tubes le tissu cellulaire est aussi un peu plus abondant que normalement, ou plutôt ce sont les parois des tubes qui paraissent épaissies et au lieu d'être simplement formée d'une membrane hyaline, seraient constituées par une couche conjonctive très nette et colorée par le carmin.

Nulle part nous n'avons vu de tubes étouffés par la prolifération conjonctive.

Dans la substance médullaire les vaisseaux sont le siège d'une congestion assez intense, et qu'on voit très bien sur les coupes parallèles à l'axe du lobule.

Pas de dégénéresce amyloide.

Voilà encore un malade qui a une lésion minime puisqu'aucune articulation n'est intéressée, qu'il n'y a même ni séquestre, ni ostéite profonde ; il est vrai qu'il a pâti et qu'il est pâle et blème à son entrée, et a les apparences d'un albuminurique ; mais comme l'exploration des viscères à ce moment, et l'examen de l'urine ne dénotent rien, le pronostic ne paraît pas très grave. Pendant la première période de son séjour, il s'améliore positivement ; la tuméfaction osseuse avait beaucoup diminué, l'abcès ne fournissait plus qu'une très minime quantité de pus, et il y avait lieu d'espérer qu'il finirait par guérir : Les pertes hémorrhoïdaires elles-mêmes, bien qu'elles l'eussent beaucoup affaibli sont encore facilement arrêtées par la dilatation.

Mais, il survient de l'œdème du membre malade qui augmente progressivement et on constate l'albuminurie ; l'état du malade s'aggrave alors rapidement et se termine par des accidents urémiques. Il y aurait à discuter l'origine et l'époque du début de la lésion rénale, nous ne pouvons nous y arrêter, cette notion aurait, du reste, dans l'espèce peu d'importance ; disons seulement, qu'eu égard à la généralisation des lésions et aux modifications très avancées des tubes sécréteurs du rein, on doit penser qu'elle était de date assez ancienne et avait évolué très lentement.

Il faut avouer aussi que, sans doute, nous eussions trouvé de l'albumine dans les urines, un peu plus tôt, si nous avions eu le soin de les examiner plus souvent et avec le soin qu'une telle investigation mérite ; et nous en tirons cet enseignement qu'on ne saurait trop accorder d'attention aux moindres blessures quand elles ne paraissent pas se comporter normalement, et qu'il importe au plus haut point de trouver dans l'état général ou dans une lésion viscérale l'explication de ces irrégularités.

OBSERVATION XIII.

(Recueillie par mon excellent collègue et ami, Ch. Labbé, dans la clientèle de ville de M. Verneuil).

Madame G..., âgé de 53 ans, s'est toujours bien portée, jusqu'à il y a quatre ans. A cette époque, elle s'est aperçue de l'existence dans le sein droit, d'une petite tumeur du volume d'une noisette. Elle voit un médecin qui lui conseille l'application d'une pommade, sous l'influence de laquelle la tumeur semble disparaître. Du reste, elle n'éprouve aucune souffrance et n'a jamais constaté d'écoulement de sérosité par le mamelon.

Il y a deux ans, la malade est prise de vertiges, d'étourdissements et, un jour, en revenant du théâtre, sans qu'il y ait perte absolue de connaissance, elle remarque que la face et toute la moitié gauche du corps sont paralysées. Cet état dure quelques mois ; la malade traîne la jambe pendant quelque temps ; puis tout revient dans l'ordre.

Depuis ce moment, elle accuse un sentiment de lourdeur dans les reins, une véritable courbature rénale, persistante. Elle n'a toutefois jamais observé un œdème qui ait attiré son attention.

La tumeur du sein qui semblait avoir disparu, se montre de nouveau, et vers le mois d'octobre 1880, recommence à inquiéter la malade. Une nouvelle application de pommade reste sans résultat, mais le néoplasme fait cette fois des progrès très rapides. Il ne tarde pas à atteindre le volume d'une orange, puis d'une tête de fœtus.

Le 24 février 1881, la malade vient consulter le Dr Fremineau, qui examine ses urines et trouve 8 grammes d'albumine avec le réactif Tanret. Elle voit également, quelques jours après, M. Verneuil, qui constate un léger œdème des membres inférieurs.

Sur le conseil de M. Verneuil, la malade est soumise au régime lacté, et on lui applique des ventouses et des sinapismes sur les reins.

Huit jours après, à un nouvel examen des urines, on ne trouve plus que 30 centigrammes d'albumine.

Enfin, huit jours encore après, il n'existe plus que des traces d'albuminose, perceptibles seulement au tartrate de cuivre et à l'acide chlorhydrique concentré par l'acide nitrique. L'alcool ne donne rien.

Opération. — Comme l'urine ne renferme pour ainsi dire plus d'albumine, et que, d'un autre côté, la tumeur continue à faire des progrès très sensibles, M. Verneuil se décide à l'enlever

L'opération est pratiquée le 10 mars. A ce moment, la tumeur a atteint la grosseur presque d'une tête d'adulte. La peau qui la recouvre est tendue, luisante et rougeâtre par places. Le mamelon a disparu, et, de chaque côté, on sent nettement l'existence de deux cavités kystiques fluctuantes.

On constate une grosse masse ganglionnaire dans l'aisselle.

M. Verneuil circonscrit, par deux incisions curvilignes, la tumeur, qui, entraînée par son propre poids, s'extirpe très facilement. Il a, de plus, le soin d'enlever l'aponévrose d'enveloppe du grand pectoral et tous les points qui lui paraissent suspects.

Il aborde ensuite l'aisselle, et en retire un énorme paquet ganglionnaire, qui s'énucle avec une grande facilité, séparé qu'il est des parties avoisinantes par une gaine d'enveloppe celluleuse.

Pendant l'énucléation, la gaine étant ouverte dans un point, il s'en échappe un ganglion du volume d'une aveline et qui est expulsé à la façon d'une bille.

La malade perd à peine quelques grammes de sang, durant l'opération.

On procède à un examen immédiat de la tumeur qui pesait au moins de 10 à 12 livres.

Dans son intérieur, on constate une vaste cavité kystique qui laisse échapper un liquide sanguinolent, fluide, lequel remplit la moitié d'une cuvette ordinaire. On trouve également d'autres cavités secondaires.

Le tissu même de la tumeur est très friable. Il a tous les caractères du sarcome (ce que l'examen histologique a d'ailleurs confirmé).

On applique sur la plaie un *pansement antiseptique ouvert*.

Suites de l'opération. — La journée qui suit l'opération se passe bien. La température qui, avant l'opération était de 37°, atteint 38,2 le soir.

La malade n'ayant pas uriné, est sondée et rend une assez grande quantité d'urine, ne renfermant aucune trace d'albumine.

11 mars. La malade a uriné seule. La quantité d'urine rendue dans les vingt-quatre heures est évaluée à 1 litre 1/2. Pas d'albumine.

La malade a passé une bonne nuit. La température de 38° le matin, arrive à 39,2 le soir. C'est d'ailleurs le seul jour où elle soit aussi élevée.

12 mars. L'état général est bon ; température du matin 38°, 38,4 le soir. Pas d'albumine dans les urines. La plaie a bon aspect.

Dans la nuit du 12 au 13, la malade a été très agitée. Elle n'a pu dormir malgré une potion au chloral.

13 mars. Cependant l'urine ne renferme aucune trace d'albumine ; la quantité d'urine, rendue dans les vingt-quatre heures est de 1700 grammes.

La langue est humide, rosée ; température du matin 37,4, du soir 38,3.

14 mars. Rien de particulier. La plaie a bon aspect L'urine est sans albumine, 1 litre et demi dans les vingt-quatre heures. Température du matin, 37,5 ; du soir, 38,4.

15 mars. La plaie va bien ; la presque totalité de la tarlatane appliquée directement sur cette dernière, s'est détachée d'elle-même.

Urine dans les vingt-quatre heures, 1800 grammes. Temp. matin, 37,4 ; soir, 38,4.

16 mars. La plaie est en bon état ; toutefois, on constate une suppuration assez abondante à l'angle externe de la solution de continuité, point dans lequel existe un peu de sphacèle du tissu cellulaire.

Dans la matinée, la malade a rendu quelques gouttes de sang par le nez.

Urine des vingt-quatre heures, 1800 grammes. Temp. matin, 36,8 ; soir, 38°.

17 mars. La plaie a bon aspect ; la suppuration, sans être très abondante, est franche.

La quantité d'urine est de deux litres. Comme on le voit, elle a toujours été en augmentant depuis l'opération. A partir de ce moment, elle oscille entre 1800 et 2000 grammes. Température matin, 37,2 ; soir, 37,6.

18 mars. Rien de particulier. Temp. matin, 37° ; soir, 37,6.

19 mars. La malade va bien ; la petite eschare de tissu cellulaire qui existait à l'angle externe de la plaie se détache en partie. Urine, 2 litres.

Temp. du matin, 36,8 ; soir, 37,5.

23 mars. La plaie est rosée et bourgeonnante sur toute la surface.

On cesse de prendre les températures qui sont tout à fait normales.

La malade qui, jusqu'alors a été soumise au régime lacté exclusif, commence à prendre des potages au lait.

L'urine est de 2100 grammes. Pas d'albumine.

25 mars. La plaie est très belle ; la petite eschare de tissu cellulaire, presque entièrement détachée ; le décollement sous-axillaire en partie comblé. Le fil qui partait sur les vaisseaux de l'aisselle est tombé.

La malade prend des bouillons gras, mais elle préfère le lait, auquel elle s'est parfaitement habituée.

27 mars. Elle se plaint de douleurs assez vives dans la cuisse droite ; ces douleurs se manifestent quand la malade essaie de faire un mouvement. La pression n'est pas très douloureuse.

29 mars. La plaie a considérablement diminué. Elle est couverte dans toute son étendue de bourgeons charnus. L'aisselle est recollée.

La douleur à la cuisse persistant, on donne 60 centigrammes de sulfate de quinine.

1er avril, la plaie a encore diminué ; la douleur de la cuisse paraît être moins vive, sous l'influence du sulfate de quinine.

Même alimentation que précédemment : bouillon gras et régime lacté.

Pas d'albumine.

Dans la soirée du 1er, la malade ressent un peu de fièvre, et un groupe de boutons d'herpès se montre au niveau de la commissure labiale droite.

Les douleurs de la cuisse et de la jambe du même côté s'accentuent et ressemblent à de la sciatique, bien que les points douloureux ne soient pas très nets.

2 et 3 avril, cet état persiste ; le sommeil est agité.

4 avril. Nous voyons la malade. La température n'est pas sensiblement élevée ; le groupe d'herpès persiste encore et commence à se dessécher.

Sous l'influence de cette fièvre herpétique, la plaie a cessé de se rétrécir. Elle paraît plutôt s'être agrandie, depuis la dernière fois que nous avons vu la malade ; elle est un peu violacée et a moins bon aspect que les jours précédents.

La quantité d'urine est de ' litres environ. Pas d'albumine.

5 avril. La malade va mieux. Elle a bien dormi. La température du soir est de 37,2.

Même quantité d'urine que la veille. La plaie a meilleur aspect, mais on constate un léger gonflement de la paroi antérieure de l'aisselle, visible déjà depuis un ou deux jours.

Ce gonflement va en augmentant progressivement.

7 avril. Quand M. Verneuil voit la malade, il est déjà assez prononcé, et il devient bien plus considérable dans les jours suivants. Mais, ce qui est surtout fort intéressant, c'est l'élimination qui va se faire, sous forme de matières sphacélées, des productions accumulées derrière le grand pectoral.

Voici d'ailleurs la note que nous remet à ce sujet le Dr Fremineau, qui a suivi le malade jour par jour.

22 avril. Il se produit, à la partie supérieure de la plaie, une fistule, par laquelle sort un énorme caillot sanguin et un anneau de fil.

25 avril. Encore un énorme caillot et rien qu'un caillot sanguin.

27 avril. Issue de sang et de matière sarcomateuse à l'état de fonte, en abondance, avec odeur caractéristique, liquide qui inonde le lit de la malade et empeste.

28 avril. Issue de la même matière, avec moins de sérosité.

30 avril. Il ne sort plus rien, malgré un vigoureux lavage fait dans le foyer avec de l'eau phéniquée.

Par suite de l'élimination de ces matières, qui sont d'aspect grisâtre et ressemblent beaucoup à du tissu cellulaire sphacélé, la paroi antéieure de l'aisselle redevient souple et le gonflement qu'on y remarquait disparait pour ainsi dire complètement.

Mais, presque immédiatement, dans les premiers jours du mois de mai, de nouvelles productions apparaissent au-dessous des fibres du grand pectoral et les soulèvent de nouveau. Puis bientôt, dans le point. même où les premières matières se sont éliminées, apparait une masse grisâtre, ressemblant à du tissu cellulaire mortifié et d'une odeur infecte.

Cette sorte de champignon est touché avec de l'acide chromique et s'élimine par petites portions, sans disparaitre complètement.

Pendant ce temps, la malade présente un état général assez mauvais. Ses forces s'épuisent ; elle a des nausées, une inappétence presque complète.

Les douleurs qu'elle ressentait dans le membre inférieur droit ont continué tout en diminuant d'intensité. Elle accuse en outre quelques douleurs dans la région lombaire.

Les urines, examinées pendant toute cette période, n'ont jamais donné la moindre trace d'albumine.

Cet état persiste, jusqu'au 27 mai, jour où la malade s'éteint doucement, sans ressentir autre chose que les douleurs dont nous venons de parler. Depuis le jour où des productions de nouvelle formation ont fait leur apparition, la plaie est restée stationnaire et a pris un aspect blafard, qui dure jusqu'au moment de la mort.

Cependant dans un cas qui a été rapporté dans la thèse de M. Cazalis et qui appartient à M. Verneuil, l'amputation de la cuisse, faite chez un homme de 27 ans, atteint d'albuminurie, consécutivement à une longue suppuration de l'extrémité supérieure du tibia donna un succès *opératoire*, puisqu'on obtint une cicatrisation complète du moignon ; mais pendant que se faisait le travail de réparation, l'œdème envahissait les membres inférieurs, puis les bourses, la paroi abdominale, la face même ; des vomissements, de la diarrhée surviennent ; des mouchetures faites aux bourses sont suivies de sphacèle de la partie postérieure de ces téguments, avec rougeur phlegmoneuse des parties voisines.

M. Verneuil est obligé d'inciser « l'eschare des bourses

et des parties voisines, » les nausées, la diarrhée continuent, etc.

C'est dans cet état que le malade voulut absolument quitter le service d'hôpital ; et sans aucun doute il a dû succomber à brève échéance.

Nous ne craignons pas d'encourir le reproche d'avoir, à plaisir assombri, le pronostic des lésions chirurgicales chez les albuminuriques, parce que, d'une part, nous avons pris les observations telles qu'elles se sont présentées et, d'autre part, parce qu'on ne saurait trop être prévenu des désastres, dont le chirurgien est menacé chez de pareils blessés ; nous n'avons pas voulu dire que les accidents si divers, que nous avons passés en revue, doivent fatalement, les uns ou les autres, frapper tout albuminurique blessé : il est certain que tous ceux qui ont été saignés n'ont pas eu de phlegmon de l'avant-bras, que tous ceux à qui on a ouvert un abcès n'ont pas eu d'érysipèle ou de pyohémie : mais il était important de mettre en relief les risques que nous leur voyons courir surtout au point de vue des opérations.

Ce qui vient encore à l'appui du grave pronostic qui découle de cette réunion de faits précédemment cités, c'est la rareté des observations dans lesquelles la blessure s'est comportée régulièrement : nous nous sommes efforcé d'en trouver afin de les mettre en balance avec les premiers ; elles sont loin d'être communes.

Voici deux faits de ce genre que nous avons pu recueillir :

Nous avons vu, cette année, dans le service de M. Verneuil, couché au nº 40 de la salle Michon, un homme de 55 ans, ouvrier dans une raffinerie : il était atteint simultanément d'un double abcès, l'un à l'avant-bras droit, l'autre derrière la malléole interne du même côté : au moment de son entrée les urines contenaient une notable quantité d'albumine : il avait le visage pâle, blanc mat et un peu bouffi ; l'état général n'était pas brillant; malgré ces circonstances défavorables sous l'influence du régime lacté, du repos, de pansements réguliers, *l'albumine disparut* tout à fait et le malade finit par guérir, lentement assurément, mais sans accidents. Ce qu'il y eut seulement de particulier, c'est d'abord la concomitance de deux abcès et surtout l'étiologie de celui qui était placé derrière la malléole et qui succéda à une entorse du pied, pour laquelle, il est vrai, il subit les manipulations d'un rebouteur.

Nous devons le second de ces faits à notre ami M. Chantemesse, interne des hôpitaux.

OBSERVATION XIV.

(Due à l'obligeance de M. Chantemesse, interne des hôpitaux).

D... (Joseph), âgé de 71 ans, cordonnier, entre le 22 mars 1880 dans le service de M. Polaillon, à la Pitié, salle Saint-Gabriel, n° 39.

Hernie inguinale droite depuis l'âge de 20 ans. Bonne santé habituelle. Marié, un fils bien portant âgé de 30 ans sans hernie.

Il portait un bandage qui contenait très insuffisamment sa hernie. Il y a six ans, il est entré à la Pitié, salle Saint-Louis, pour sa hernie qui était devenue irréductible ; vomissements fécaloïdes. Au bout de quinze jours, il sort, sa hernie était bien rentrée et sans opération.

Il y a deux ans, il rentre salle Saint-Gabriel, toujours pour la hernie qui était devenue irréductible ; mais, à ce moment là, pas de vomissements. — Glace sur la hernie. — Il sort au bout de quinze jours.

Depuis trois mois environ, sa famille s'est aperçue qu'il faiblissait au point de vue de l'intelligence et qu'il devenait en même temps très irritable.

Depuis six semaines, il s'est aperçu qu'il avait de la difficulté à uriner le jour et là pendant la nuit il urinait goutte goutte et se levait souvent.

Il y a trois semaines, saus cause connue, il lui est survenu un œdème des pieds et des membres inférieurs et même de l'abdomen ; cet œdème dure une quinzaine et disparaît comme il est venu.

Le mardi, 16 mars, sa hernie sort et ne rentre plus. Il se couche ; depuis ce moment, douleur vive au niveau de la hernie ; il ne rend ni gaz ni matières. Il ne prend qu'un peu de bouillon et de lait.

Le samedi matin, il commence à vomir. Les vomissements étaient jaunes, 5 à 6 par jour ; autant le dimanche. A ce moment, les vomissements ont une odeur de matière stercorale.

Il entre le lundi 21 mars.

Hernie inguinale droite de volume sonore à la percussion dans toutes ses parties excepté au niveau du pédicule où le son semble un peu mat. Douleur à la pression surtout au niveau du pédicule. Le ventre est peu douloureux. On constate à la partie inférieure des bourses une cicatrice en forme d'entonnoir, le malade prétend qu'elle date de son séjour à la salle Saint-Gabriel, il y a deux ans, mais en raison de son intelligence très affaiblie il est difficile d'avoir des renseignements sérieux.

Opération le 23. Pas d'épiploon dans le sac qui contient du gros intestin parfaitement sain et de couleur normale, dont les anses présentent des traces d'agglutination. L'ouverture du sac laisse échapper une certaine quantité de liquide citrin. Léger débridement en dehors de l'anneau interne. Réduction et suture métallique avec 4 fils d'argent traversant et suturant le sac pour avoir réunion par première intention.

Le soir, l'état du malade est assez bon. Il a été 2 fois à la garde-robe.

24 mars. Pendant la nuit, le malade s'agite beaucoup et veut se lever et se découvrir ; on peut difficilement lui faire comprendre qu'il faut rester tranquille. Pas de fièvre. L'urine contient une petite quantité d'albumine.

4 avril. L'état général du malade est excellent. L'urine examinée de nouveau ne contient plus d'albumine, mais l'examen décèle seulement des phosphates et de l'acide urique.

La réunion de la plaie par première intention est complète dans le fond de plaie, mais à la surface les lèvres cutanées de la plaie ne sont pas complètement réunies parce que l'affrontement avait été difficile à maintenir. Malgré la transfixion du canal et du sac par les fils d'argent on voit reparaître à chaque effort du malade une pointe de hernie. — Application d'un spica.

Le 13 avril le malade sort complètement guéri, l'état général est bon. Plus d'albumine dans l'urine.

Il faut remarquer que, dans ces deux cas favorables, l'albumine disparut facilement sous l'influence du traitement, pour ne plus reparaître. Chez les deux malades, il s'agissait évidemment d'une néphrite interstitielle n'ayant pas encore trop compromis la fonction rénale.

Est-il besoin de dire qu'entre l'état normal du rein et la lésion assez avancée pour annihiler à peu près complètement l'organe, il y a tous les intermédiaires ; que le malade peut être victime d'un traumatisme à toutes les périodes de cette évolution ; que la gravité du pronostic sera en raison directe du degré de l'altération anatomique, ce qui explique toutes les variétés qu'on peut rencontrer ; mais ce degré d'altération, il n'est pas facile de le reconnaître d'une façon précise sur le vivant ; et les cas relativement favorables ne doivent pas faire perdre souvenir des désastres si nombreux que la pathologie chirurgicale a enregistrés chez les sujets atteints d'une affection rénale antérieure ; on pourrait presque dire qu'ils ne constituent que des exceptions, servant à confirmer la règle malheureuse.

CHAPITRE II.

PHYSIOLOGIE PATHOLOGIQUE.

En résumé, le traumatisme accidentel ou opératoire acquiert, de par l'existence d'une affection rénale antérieure, une gravité exceptionnelle, plus ou moins redoutable, du reste, suivant la nature et le degré de la lésion, suivant aussi l'état diathésique concomitant et l'intégrité plus ou moins complète des autres viscères tels que le foie, le cœur, etc., dont il faut, naturellement, aussi tenir le plus grand compte.

L'organisme affaibli, atteint dans sa force de résistance, par les conséquences du fonctionnement incomplet des glandes rénales, c'est-à-dire la nutrition insuffisante des tissus, les altérations chimiques des humeurs qui les uns et les autres se débarrassent mal des produits de désassimilation, et perdent par là même de leurs ressources assimilatrices, l'organisme est, pour ainsi dire, en état d'équilibre instable.

Il est sous la dépendance de deux influences contraires ; l'une, conservatrice, qui, généralement, ne peut que s'amoindrir, est exercée par les organes qui continuent à fonctionner en vertu de leur état d'intégrité ou de demi-intégrité ; l'autre, destructive, ayant malheureusement tendance à s'accroître, est due à la lésion viscérale qui agit sur l'économie en faisant obstacle aux sécrétions nécessaires, aux rénovations moléculaires, en un mot au mouvement régulier de la nutrition constituant la condition essentielle de la vie organique.

Il est encore à une période où la seconde influence est contre-balancée, où les éléments anatomiques trouvent de quoi vivre et de quoi fournir aux dépenses régulières de chaque jour ; mais vienne une brusque secousse, un accident qui mette en branle ces éléments organiques et les oblige à un travail supplémentaire, alors apparaît l'insuffisance de leurs propriétés mal entretenues; ils ne peuvent suffire à la tâche ; l'équilibre est rompu ou bien près de l'être, d'autant mieux que ce choc paraît le plus souvent donner, au contraire, un surcroît d'activité et, par conséquent, de puissance à la cause débilitante ; et la blessure qui passerait presque indifférente chez un homme bien portant, sans tare organique, met la vie elle-même en question.

Cette incapacité de l'individu à se défendre se manifeste

de plusieurs manières : les éléments anatomiques peuvent
être tellement modifiés, au moins dans leurs propriétés
physiologiques, qu'ils sont incapables du moindre effort cu-
rateur et ils meurent de proche en proche : ou bien le travail réparateur commence, mais il est entravé par des accidents qui témoignent encore de leur peu de vitalité ou de
leur défaut de résistance aux influences nocives des milieux
extérieurs : ou enfin c'est l'évolution précipitée de l'affection viscérale, cause de tous les désordres, qui ne laisse pas à
la réparation, le temps de se faire.

Ce dernier élément joue toujours un très grand rôle dans
les accidents, et il n'est pas sans intérêt d'en chercher une
explication physiologique ; ainsi, il est ordinaire que, sous
l'influence d'un traumatisme, une lésion rénale chronique,
une néphrite semble acquérir un certain degré de suractivité, se traduisant par l'exagération des symptômes qui
lui sont inhérents, souvent aussi par l'apparition de ceux-ci,
— l'affection étant restée latente, — ou même par la détermination brusque d'accidents graves qui, dans l'évolution
naturelle de la lésion, ne se seraient manifestés que beaucoup plus tard, ou, si l'on veut, à une période indéterminée.
Que peut-il donc se passer du côté du rein, pour amener
un pareil résultat?

Il n'est pas douteux qu'une blessure ou une opération
même minime, même sans réaction fébrile, n'entraîne,
le plus souvent, et chez tous les sujets, quelques modifications immédiates de la sécrétion urinaire; c'est ainsi
qu'on voit au lendemain d'une opération, surtout chez les
arthritiques, les urines, rares, très colorées et surchargées
de sels uratiques et de sédiments rougeâtres.

C'est donc qu'il se fait sous l'influence de l'ébranlement
causé par le traumatisme des modifications dans la circu-

Bruchet.   7

lation rénale, et peut-être dans l'influence nerveuse qui
régit la sécrétion ; mais ce dernier élément est d'apprécia-
tion moins facile, et aussi moins important, pour les cas
pathologiques.

Les modifications de la circulation rénale, au contraire,
sont aisées à concevoir eu égard à la disposition normale
des vaisseaux qui rend la congestion et la stase faciles.

Ce qui est possible à l'état normal, à cet effet devient
presque obligé dans l'état pathologique ; car il n'y a pas, on
peut dire, de lésion rénale à laquelle les vaisseaux ne prennent quelque part ; et il n'est pas douteux que dans un
rein, siège d'une altération anatomique, surtout si le tissu
interstitiel, support des vaisseaux, est intéressé, les troubles circulatoires ne soient facilement déterminés ou
augmentés ; ces conditions font de l'organe un véritable
« locus minoris resistentiæ. » Ces troubles circulatoires
ne peuvent consister que dans une hyperémie plus ou
moins forte, et dans un ralentissement du cours du sang
dans les capillaires, que favorise la disposition en « système porte » de ces vaisseaux. C'est ce que nous voyons se
produire si fréquemment chez les sujets atteints d'une affection des voies urinaires qui a entraîné une altération
secondaire du rein (néphrite interstitielle). — On sait qu'a-
lors la moindre irritation de la muqueuse uréthrale peut
déterminer une congestion intense, si intense même, qu'il
en résulte quelquefois une anurie complète, et des accidents urémiques très aigus. Nous pourrions citer un très
bel exemple de ce genre que nous avons recueilli l'année
dernière, et dont nous avons eu la preuve anatomique
complète ; mais ces faits ne sont pas contestés.

Ce sont des poussées congestives analogues qu'il faut
incriminer chez nos albuminuriques blessés ; cette conges-

tion vasculaire a pour conséquence, évidemment, une stase sanguine ; or, « dans les cas de troubles de la circulation générale ou locale qui déterminent l'albuminurie, c'est le ralentissement du courant sanguin qu'il faut incriminer et partant, le séjour prolongé d'un sang peu oxygéné dans les capillaires rénaux. Nous retrouvons donc ici ces conditions d'anoxhémie des cellules épithéliales du glomérule que nous avons fait valoir comme étant très défavorables à la sécrétion de l'eau urinaire...... Ce sont les mêmes conditions qui président à la sécrétion de l'albumine » (Charcot).

Voilà, je pense, la seule explication physiologique de cette augmentation subite, presque constante, de l'albumine après le traumatisme et aussi des accidents urémiques qui se développent brusquement.

Ces modifications circulatoires entraînent-elles, en outre, des modifications du côté des épithéliums, des glomérules et des tubuli contorti, de manière à activer véritablement la marche de lésion, c'est fort possible et même probable, surtout si elles se renouvellent ; mais ce qui ne paraît pas discutable, c'est que, dans ces conditions de gêne circulatoire, les éléments du rein déjà moins nombreux et sans doute moins actifs, qui auraient, par conséquent, besoin pour continuer à fonctionner, de se trouver en contact avec un sang très-oxygéné, ne sont plus alimentés au contraire que par un sang anoxhémié ; il doit en résulter une sorte d'asphyxie de ces éléments et partant une impuissance fonctionnelle plus ou moins complète ; ce qui rend compte des faits d'anurie et d'urémie si souvent observés.

Il nous resterait à étudier, comparativement, l'influence respective, sur les lésions chirurgicales, des diverses affections rénales ; c'est là une question plus facile à résoudre en théorie qu'en pratique. Il est évident a priori, que la maladie rénale la plus grave par elle-même, compliquera plus gravement que toute autre le traumatisme ; et, pour bien des raisons le pronostic sera plus grand, par exemple chez un blessé atteint de néphrite parenchymateuse que chez celui qui a une néphrite interstitielle. Mais il est à considérer que toutes deux tendent au même résultat, la destruction anatomique et physiologique des reins ; et, en dehors des conditions locales défavorables constituées par les œdèmes, le pronostic dépendra surtout du degré auquel en est arrivée la lésion, quelle qu'elle soit.

Au point de vue opératoire, cette question n'a pas besoin d'être discutée, il est tout à fait inutile d'insister sur ce fait, que, chez un individu atteint de néphrite parenchymateuse, c'est-à-dire dont les urines contiennent de l'albumine sans intermittence, qui a de grandes chances de s'infiltrer, etc., on ne devra pratiquer que les opérations absolument urgentes. Au contraire, la sclérose du rein, au début du moins, permet plus de latitude ; toutefois, encore faudra-t-il y mettre de grandes réserves.

Nous avons, à peu près toujours, jusqu'ici, parlé des albuminuriques proprement dits, c'est-à-dire des sujets atteints des deux lésions précédentes ; et, en effet, c'est ordinairement à l'une ou à l'autre de ces néphrites qu'on a affaire et il nous serait difficile de rien dire de précis des autres altérations morbides du rein, au point de vue qui nous occupe. On ne peut guère leur appliquer qu'une considération générale ; c'est que leur importance dépend de la nature de l'obstacle qu'elles constituent au fonctionnement du rein. L'hydronéphrose double par oblitération des deux uretères, ce qu'on voit quelquefois, serait dans l'espèce ce qu'on pourrait imaginer de plus grave. L'hydronéphrose simple n'est pas indifférente ; car, ainsi que nous l'avons dit, cela constitue un danger que de n'avoir qu'un rein capable de fonctionner.

La contusion du rein est d'habitude, chez un individu bien portant, un accident d'une assez grande bénignité ; et pour en juger on n'a qu'à lire les nombreuses observations de Rayer : il faut seulement savoir que, coïncidant avec une autre lésion traumatique, elle peut la compliquer sérieusement, agissant alors comme une lésion ancienne.

Deux autres lésions peuvent se rencontrer chez nos blessés, la dégénérescence amyloïde et la dégénérescences graisseuse : toutes deux à peu près toujours secondaires.

Nous aurons occasion de reparler de la première. Disons seulement, ici, qu'elle paraît être la plus grave des néphrites, par ce qu'elle succède vraisemblablement toujours à une véritable néphrite parenchymateuse, et qu'elle est l'indice d'une déchéance profonde de l'organisme, dont il n'y a plus guère à espérer.

Quant à la dégénérescence graisseuse, les documents nous manquent pour juger l'influence qu'elle peut avoir.

Elle est certainement, en tant que lésion isolée et primitive, fort rare, si on veut bien ne pas se contenter de l'examen à l'œil nu pour porter le diagnostic anatomique.

Il y en a eu un cas remarquable publié par M Pozzi dans les bulletins de la Société anatomique de 1873 ; la dégénérescence était arrivée à un degré extrême d'après l'examen fait par M. Cornil ; mais elle était consécutive à une suppuration et à une septicémie prolongées et n'a dû jouer de rôle que dans les derniers accidents.

Il est évident que si on la rencontrait, arrivée à ce déve-

loppement chez un blessé, elle aurait les mêmes conséquences que toute autre néphrite; quand elle existe, elle est
sans doute, pour une part, dans la gravité des traumatismes
chez les alcooliques ; mais, je le répète, les documents nous
manquent pour déterminer sa véritable importance.

CHAPITRE III.

DES INDICATIONS POUVANT SERVIR AU DIAGNOSTIC.

Nous n'avons pas à nous étendre sur la symptomatologie et le diagnostic des affections rénales dont nous venons
de chercher l'influence sur les lésions traumatiques ; nous
avons seulement quelques mots à dire des indices qui devront faire soupçonner la lésion viscérale chez un blessé,
dont, à première vue, l'état général peut paraître satisfaisant;
car il serait bien inutile de nous arrêter aux cas dans lesquels
les signes de la maladie frappent les yeux des moins clair-
voyants. Il est évident que, s'il s'agit d'un individu présentant la pâleur et la bouffisure habituelle de la face, ayant
de l'œdème des membres inférieurs, à plus forte raison de
l'anasarque généralisée, personne ne s'y trompera et ne
négligera cet élément important de complication.

Mais il arrive si fréquemment que tout ce cortège symptomatique manque complètement, soit à cause de la lenteur de son évolution ou enfin de la période à laquelle elle
est arrivée, qu'il faut s'attacher à saisir d'autres signes
moins apparents, moins caractéristiques, mais capables
cependant de mettre l'esprit en éveil et de faire rechercher
la tare organique latente.

On pourrait trouver suffisant, à ce sujet, de poser en principe la nécessité de ne jamais omettre l'examen de l'urine ; c'est, en effet, une précaution bien simple et bien vite prise, et tout le monde trouvera qu'on a tort de la négliger.

Cela arrive cependant, et il faut le dire, cela arrive souvent en chirurgie ; on y pense peut-être, mais le blessé paraît robuste, le traumatisme a été modéré ou n'a produit qu'une lésion qui d'habitude se comporte bien, on fait un diagnostic chirurgical exact, un traitement approprié et on est tranquille ; quelquefois on pousse l'investigation jusqu'à demander au malade s'il urine bien ; il répond à peu près toujours affirmativement, on s'en contente ; pas d'inquiétude de ce côté.

D'autres fois, l'examen de l'urine est fait, un peu rapidement peut-être ou même convenablement, et il ne décèle rien. Eh bien ! malgré cette dernière constatation, il peut survenir tels accidents, ou se présenter telles irrégularités dans l'évolution de la blessure que l'attention doit être attirée du côté du rein.

En thèse générale, toutes les fois qu'il se développe des symptômes généraux, qui ne sont pas en proportion avec la lésion, il faut s'efforcer de trouver la cause de cette anomalie dans l'état constitutionnel et explorer naturellement à cet égard les différents viscères, le rein plus que tout autre.

Il en sera de même chaque fois que le travail de réparation se fera mal, ou sera entravé par les complications locales, surtout si elles ne sont pas explicables par le siège ou la nature de ces blessures, ou par les influences de milieu dans lesquelles on se trouve.

La production facile des hémorrhagies à la surface des

plaies, l'aspect atonique de celles-ci, la présence sur les bourgeons charnus d'une couche grisâtre pultacée, les lymphangites à répétition, voilà autant d'indices qui devront faira songer à une lésion rénale. Enfin, un caractère local qui a une grande valeur, c'est la production d'œdème dans le voisinage de la blessure, ou même à distance sur le membre atteint. La lésion traumatique constitue une sorte d'appel pour l'infiltration œdémateuse, et il est à remarquer que, quand la blessure porte sur un membre inférieur et que l'œdème devient bilatéral, il reste toujours plus prononcé sur le membre atteint. Mais quand l'infiltration séreuse du tissu cellulaire se généralise ainsi, le doute n'est plus permis.

D'autres signes peuvent exister à distance du lieu du traumatisme, c'est d'abord la douleur des reins dont se plaignent quelquefois spontanément les malades, que plus souvent encore on provoque par la pression sur la région, immédiatement au-dessous de la dernière côte et en dehors de la masse des muscles spinaux.

Ce dernier symptôme accompagne souvent d'autres accidents ; le malade a, en même temps, de la fièvre, du malaise, la peau est chaude et sèche, l'inappétence est complète et la langue offre des caractères très importants : elle est rarement, simplement saburrale, mais ordinairement elle est rouge, sèche et même rugueuse au toucher : c'est la véritable « langue rénale. » Chaque fois qu'on la trouve chez un blessé, il faut songer à la probabilité d'une altération ancienne ou passagère des reins et cela d'autant plus que le malade urinera peu ; à plus forte raison s'il y a de l'anurie.

Tous ces symptômes, pour peu qu'ils soient prononcés, n'existent pas sans être accompagnés d'un état général mauvais ; le malade est déprimé, somnolent ; il répond

avec peine ; il a du subdelirium ; il présente, en un mot,
un état typhoïde. Souvent, en pareil cas, le moyen le plus
efficace de tirer le malade de sa torpeur, c'est d'explorer
la sensibilité rénale, ainsi qu'il a été dit ; le malade fait au
moins un léger mouvement pour se soustraire à la douleur.

D'autres fois, la dépression est encore plus grande ; le
malade est sous le coup d'accidents urémiques, sur lesquels nous ne voulons pas insister.

De tous ces signes, les moindres commandent impérieu-
sement un retour à l'examen minutieux de l'urine, car, en
règle, il faut admettre tout d'abord, en effet, la nécessité,
lorsqu'on prend connaissance d'un malade chirurgical, de
s'informer des qualités de ses urines, tout comme on le fait
pour les sujets atteints d'une affection interne. L'urine sera
donc essayée avec les précautions désirables ; le mieux est,
pour la recherche de l'albumine, de procéder par la chaleur, après acidification par l'acide acétique, ou encore par
le réactif de Tanret, réactif très sensible et très recom-
mandé.

Si les doutes sont confirmés, il n'est plus suffisant de
s'en tenir à cette première investigation, il faut encore juger des autres caractères de la sécrétion urinaire ; et on
sait combien il importe alors de connaître et la quantité
d'urine rendue et celle de l'urée qui est éliminée, sans
omettre l'examen histologique des dépôts urinaires, utile
en bien des cas.

Tous ces préceptes doivent être plus rigoureusement suivis encore, lorsqu'il s'agit d'un acte opératoire, qui engage
la responsabilité du chirurgien, et nous ne saurions trop
recommander la pratique de notre maître, M. Verneuil.
Pour tout opéré, les urines de la veille sont recueillies et

examinées le matin même de l'opération ; elles sont encore conservées les deux ou trois jours qui suivent ; et si tout se comporte bien, si elles ne présentent aucune modification suspecte, on peut se départir un peu de cette rigueur de surveillance, qui s'impose naturellement au contraire si quelque caractère anormal a été remarqué.

C'est par ces précautions, bien aisées à prendre, qu'on se mettra à l'abri des calamités chirurgicales dont parle Paget, et qu'on sera en situation de faire bénéficier le malade d'une thérapeutique véritablement appropriée.

CHAPITRE IV

CONSIDÉRATIONS THÉRAPEUTIQUES.

Cette thérapeutique ne doit être l'objet, de notre part, que d'une vue d'ensemble et de considérations générales ; les cas particuliers sont trop variables et trop imprévus, pour qu'on puisse, d'avance, leur appliquer des règles fixes.

La première indication qui s'impose, chez un albuminurique blessé, cela va sans dire, c'est de traiter, dans la mesure de nos moyens thérapeutiques, l'affection rénale, et de s'appliquer à prévenir toute suractivité de sa part, toute poussée congestive, dont nous avons vu les effets désastreux.

En même temps, la blessure sera mise dans les conditions, où elle sera le mieux protégée contre les irritations et les influences extérieures, puisque la brèche ouverte est par elle-même presque sans défense. C'est donc aux pansements protecteurs, par excellence, qu'on aura recours, même quand ils ne seraient pas ceux qui doivent favoriser la guérison la plus rapide.

Les préceptes de la méthode antiseptique sont naturellement de règle, ici, plus qu'ailleurs ; la désinfection des plaies sera faite avec le plus grand soin, et dans la généralité des cas, le pansement ouaté sera une ressource précieuse, pour cette protection de la plaie dont nous parlions à l'instant.

On connaît le défaut de « plasticité » des tissus chez les albuminuriques, et on sait quelles conséquences peuvent avoir les moindres irritations, les moindres tiraillements des téguments ; les qualités des tissus rappellent assez bien celles que présentent les tissus des diabétiques qui, chirurgicalement, ont tant d'analogie avec les malades que nous envisageons ; aussi en règle générale, évitera-t-on d'essayer la réunion immédiate, si admirable, si utile dans certaines circonstances, mais à condition que les tissus jouissent de toutes leurs propriétés physiologiques. Il faut mettre les plaies dans les conditions de plus grande simplicité et de manière à écarter d'elles la plus minime cause de complications.

Enfin se présente la question des opérations : Peut-on poser des règles à cet égard? Comme le dit M. Ledentu, pour les affections des voies urinaires, « toute altération avérée ou soupçonnée est-elle une contre-indication à l'intervention opératoire? » Et la réponse à cette question, dans le cas particulier, peut s'appliquer d'une manière générale ; « Nous répondrons oui, si les accidents ne cèdent pas au traitement, s'ils ne s'amendent par intervalles, si ces répits n'ont pas dans leur ensemble une durée plus grande que les mauvaises périodes, si malgré les améliorations momentanées, le malade ne sort pas de son état cachectique, si les fonctions digestives restent languissantes, s'il y a presque permanence des troubles gastriques ou intestinaux.

« Nous répondrons non, si les conditions inverses se réalisent, et si par un traitement et une hygiène convenables, on obtient une amélioration de quelque durée. Néanmoins, le pronostic de l'opération sera toujours grave chez tout malade dont les reins auront été atteints à un moment donné... »

Ce sont là également, en ce qui nous concerne, les conditions favorables ou défavorables à la décision opératoire. Le retentissement qu'a pu avoir, sur la santé générale, l'affection rénale, la persistance ou non de l'albumine dans l'urine ; la quantité qui est rendue chaque jour, le degré de puissance éliminatrice restée à la sécrétion rénale, vis-à-vis de l'urée, et des autres matières extractives ; d'autre part aussi, l'importance de l'opération qui est en discussion, sa nécessité relative ou absolue, voilà quels sont les éléments de pronostic, sur lesquels le chirurgien basera la décision qu'il prendra dans chaque cas particulier. Cependant, insistons encore sur ce fait que le pronostic est« toujours grave, » que même chez le malade qui paraissait avoir conservé ses forces, dont la santé ne paraît avoir subi aucune atteinte, on court encore de grands risques de revers.

La défiance devra être plus grande encore quand il s'agira d'un vieillard ; à un âge avancé, la néphrite interstitielle est, comme on le sait, très fréquente et, anatomiquement, elle est, ainsi que vient de le montrer notre collègue

M. Ballet, très analogue à la sclérose vulgaire du rein ; c'est donc qu'elle en compromet autant les fonctions, et quelle aura la même influence sur les lésions traumatiques ; souvent cette néphrite interstitielle du vieillard est difficile à connaître, il faudra donc y regarder de très près.

Il est pourtant une classe d'opérations auxquelles ces réserves ne peuvent s'appliquer : ce sont les opérations d'urgence ; quand la vie est immédiatement et sûrement compromise, il est évident que l'indication première, absolue, est, si l'on peut, de supprimer l'obstacle à la continuation des fonctions vitales : le succès sera très aléatoire, mais une chance de vie, si minime qu'elle soit, vaut encore mieux qu'une certitude de mort.

Enfin il ne suffira pas dans ce dernier cas, comme dans tout autre, d'avoir agité la question de l'intervention et de l'avoir résolue, il faudra s'occuper de la manière dont elle devra être faite ; on doit apporter aux opérations, destinées aux diathésiques, des modifications qui peuvent en atténuer la portée.

Vous devez, nous disait souvent M. Verneuil, vous servir non pas du procédé le meilleur, le plus rapide, le plus expéditif aussi pour la guérison, mais vous aurez recours, chez ces malades, au procédé le plus innocent ; c'est là encore un précepte qu'il faut garder et mettre en pratique.

C'est par cette surveillance incessante, qui portera à la fois sur l'état général et sur l'accident local du sujet, c'est en s'efforçant de le faire bénéficier de tout ce qui est susceptible d'augmenter sa force de résistance, en le soustrayant, dans les limites du possible, aux influences nocives auxquelles sa réceptivité morbide le rend si accessible, qu'on peut espérer arriver à contre-balancer l'influence si malheureuse des affections rénales sur l'évolution des lésions traumatiques, et à diminuer le danger que crée immédiatement le traumatisme pour tout individu qui en est atteint.

DEUXIÈME PARTIE

Des lésions rénales consécutives aux suppurations prolongées

Les lésions rénales, que nous voyons succéder à des affections chirurgicales, se produisent à peu près toujours dans les mêmes circonstances : c'est à la suite de suppurations prolongées, surtout de suppurations osseuses, que nous voyons les malades s'infiltrer et présenter les signes de l'albuminurie ; on connaît encore d'autres causes, il est vrai, de déterminations pathologiques du côté des reins ; tels l'érysipèle, les septicémies aiguës, etc ; nous renverrons pour ce point à la thèse déjà citée de Revouy.

Quant aux lésions rénales qui succèdent à ces longues arthrites ou ostéites suppurées, il semble qu'elles ne soient plus guère discutables ; et on a assez coutume de les rapporter, en clinique du moins, à la dégénérescence amyloïdes. Mais nous pouvons bien dire, je pense, que les examens précis, en pareil cas, ne sont pas faits très frequemment par les chirurgiens ; et l'aspect que présentent à l'œil nu, les reins trouvés chez des sujets morts de cette manière ne saurait suffire pour juger exactement les lésions de ces organes. Nous avons été surpris, pour notre part, aux premiers examens histologiques pratiqués, de l'intérêt qu'offrent les modifications de structure subies par le parenchyme rénal dans ces conditions.

Ces lésions, ainsi qu'en témoignent quelques-unes de nos observations, sont quelquefois très complexes et considérables ; leur intensité varie naturellement avec la période d'évolution à laquelle elles sont arrivées ; mais elles peuvent en venir assez vite à primer en importance l'affection primitive.

Bien que le nombre des cas, que nous avons eu à apprécier soit assez restreint, il nous a semblé qu'ils constituaient des exemples des différents degrés d'altération anatomique qu'on peut rencontrer successivement, et qu'à ce point de vue, les réunir serait assez instructif.

Ces faits rentrent aussi dans l'étude générale que nous faisons, car ils nous paraissent indiquer d'une manière précise ce qu'on a à craindre du côté des reins, dans ces affections longues et pénibles, où s'unissent, pour détériorer la constitution, l'épuisement dû à la persistance de la suppuration et la septicémie qui en est presque inséparable.

Billroth, dans le chapitre de sa pathologie générale qui a trait à « l'état général dans les inflammations chroniques des os », nous fait le tableau lamentable et fort exact des individus « destinés à périr lentement de suppuration chronique.

« On les voit de plus en plus maigres, pâles, anémiques ; ils sont pris facilement d'œdème aux extrémités inférieures, mangent tous les jours moins et meurent enfin dans le marasme, souvent d'une manière extrêmement lente ; quelquefois en ayant l'air de s'endormir tranquillement, d'autres fois après avoir plusieurs jours lutté contre la mort.

Jadis on admettait ordinairement que la mort dans ces cas n'est due qu'à un épuisement lent ; mais les autopsies plus minutieuses faites de nos jours ont prouvé que cet épuisement et cette sanguification s'accomplissant d'une manière de plus en plus incomplète sont souvent dus à des causes très palpables.

On trouve, en effet, très fréquemment que le foie, la rate, et les reins ont subi la dégénérescence lardacée ou amyloide...

Indépendamment de la tuberculose et de la degénérescence lardacée, qui, pour comble de malheur, se combinent assez souvent entre elles, ces pauvres malades sont encore parfois menacés de la forme ordinaire de la néphrite diffuse aiguë et chronique, autrement dit de la maladie de Bright, qui cependant suit généralement dans ces cas une marche bénigne. » Billroth p. 431.

Les différents auteurs dont nous consultons les travaux au sujet des maladies des reins, signalent tous dans l'étiologie de la néphrite parenchymateuse, du vrai mal de Bright, les affections chirurgicales infectieuses, les longues suppurations, etc ; Ainsi Rayer, Virchow qui considère la dégénérescence amyloide comme consécutive à la néphrite parenchymateuse ; ainsi Cornil, Lecorché, Kelsch ; Rosenstein est un de ceux qui insistent le plus sur cette étiologie de la néphrite parenchymateuse ; l'importance qu'il lui accorde ressort bien du passage suivant que nous avons tenu à rapporter en même temps qu'une observation fort intéressante qu'il cite à l'appui de ses assertions.

« Les suppurations, qu'elles soient provoquées par des influences traumatiques, qu'elles aient rendu nécessaires des opérations(surtout des amputations) ou qu'elles soient compliquées d'un état septique général, comme les phlegmons de longue durée, les anthrax, suffisent pour provoquer une néphrite mortelle chez des individus bien portants. On a si rarement l'occasion d'observer ces faits dans toute leur pureté et dès l'origine, comme, par exemple, dans une amputation rendue nécessaire par suite d'un violent traumatisme, que je reproduis ici, l'un des cas observés par moi. »

Nous donnons de ce fait une analyse aussi complète que possible.

Observation XV.

Il s'agit d'un malade âgé de 28 ans qui reçut sur le membre inférieur gauche une poutre énorme ; ce traumatisme produisit une plaie à la face interne de la cuisse et une fracture compliquée de jambe avec esquille du tibia faisant saillie dans l'une des deux plaies que portait la face interne de la jambe ; sous les téguments, épanchement sanguin considérable.

Dans la nuit qui suivit, une hémorrhagie nécessita la levée de l'appareil.

Le surlendemain de l'accident (30 mars), en raison de la tuméfaction considérable des deux tiers inférieurs de la jambe qui offre «une coloration jaunâtre» de l'apparition sur la peau de plaques violacées et de petites phlyctènes remplies de sérosité roussâtre, de l'existence de douleurs très violentes, le Dr Wasgner pratiqua l'amputation de la jambe au tiers supérieur.

Dans la nuit le blessé eut une hémorrhagie et un frisson.

Le lendemain (31 mars) nouveau frisson et le 1er avril on découvre des trainées de lymphangite, sur la face antéro-interne de la cuisse avec ganglions inguinaux.

La lymphangite s'étend les jours suivants à toute la cuisse ; le malade est agité ; malgré ces accidents la plaie n'a pas cessé de sécréter « un pus de bonne nature. »

Le 3 avril apparait sur le pied droit, au niveau du talon, une rougeur accompagnée de douleur et de gonflement, et d'autres « points rouges et tuméfiés » apparaissent le lendemain sur la malléole externe, la face postérieure du calcanéum et sur le côté externe du genou. En même temps que les phénomènes inflammatoires, rougeur, douleur, gonflement, augmentent sur la jambe droite, la lymphangite s'efface sur le membre amputé ; seulement, un peu au-dessus de la plaie on trouve un point fluctuant qui donne issue à un pus louable (10 avril).

19 avril. Les accidents paraissent s'amender : « les granulations de la plaies sont un peu fongueuses ; mais ces parties molles ont recouvert très exactement les os, l'inflammation de la jambe droite est presque complètement dissipée. »

Nous reproduisons in extenso la fin de l'observation :

20 avril. A la suite d'un écart de régime, le malade ressent des coliques et a de la diarrhée, les selles sont liquides, jaunâtres et mêlées de mucus. Ipéca et opium.

25 avril. Les selles sont plus rares, mais encore liquides ; l'état général est très altéré. Des eschares commencent à apparaître au sacrum. Les granulations de la plaie sont toujours molles et fongueuses. Léger œdème de la jambe droite.

13 mai. Lymphangite du cordon à droite et à la face interne de la cuisse. La diarrhée a reparu : acétate de plomb.

16 mai. La lymphangite diminue, l'œdème de la jambe droite augmente, le moignon est encore œdématié, mais la cicatrisation se fait bien.

21 mai. La diarrhée résiste à l'emploi des astringents, la fièvre est très modérée, l'état général du malade se déprime de plus en plus, l'urine peu abondante, renferme une très petite quantité d'albumine ; mais en revanche beaucoup de cylindres fibrineux recouverts d'épithéliums granuleux.

24 mai. 82 pulsations ; le catarrhe intestinal persiste, le malade tousse un peu, l'expectoration est rare, muqueuse et incolore. A gauche et en arrière du thorax, au niveau de l'épine de l'omoplate on trouve de la matité, de la respiration bronchique mêlée à du râle sous-crépitant fin.

26 mai. Pouls 88-92 ; 24 respiration, crachats rares et sanguinolents.

Les signes stéthoscopiques sont les mêmes que dans les deux jours précédents, en outre le lobe inférieur du poumon droit est infiltré.

L'urine est beaucoup plus albumineuse que la veille ; les cellules épithéliales qu'elle renferme ont manifestement subi la dégénérescence graisseuse.

27 mai. Le collapsus fait des progrès et le malade succombe.

A l'autopsie, on trouve les deux reins légèrement augmentés de volume ; leurs capsules se détachent aisément, leur suface est lisse, leur substance corticale est tuméfiée et pâle, les pyramides sont d'un rouge brun ; la muqueuse des bassinets est décolorée. A l'examen microscopique, on trouve de nombreux cylindres fibrineux dans les canalicules de la substance corticale. Les épithéliums ont subi en partie la dégénérescence granuleuse et en partie la dégénérescence graisseuse.

« Le point essentiel de l'étiologie, ajoute Rosenstein, est évidemment dans ce cas la suppuration et la dépression générale des forces. L'opération, accusée à faux, n'a certes pas d'autre influence que celle d'une cause adjuvante en tant que déterminant une nouvelle perte de sang. » Rosenstein (Traité des maladies des reins ; trad. franç., p. 287 et s.).

Nous devions citer et rapprocher des faits qui nous sont propre cette observation très complète à tous les points de vue et fort instructive.

On trouve aussi dans la thèse de Cazalis (1875) et celle de Lenepveu (1878) des cas de ce genre bien suivis et bien elatés au point de vue clinique, mais auxquels manque le contrôle d'un examen anatomique minutieux.

Voici maintenant les quelques observations que nous avons nous-même recueillies et pour chacune desquelles nous nous sommes efforcé de déterminer la nature des lésions dont le rein était devenu le siège.

Observation XVI.

Ostéo-arthrite du genou. Suppuration et ouverture de l'articulation. Infiltration purulente de la cuisse et de la jambe. Drainage, épuisement rapide du malade. Amputation de la cuisse presque in extremis. Mort.
(Obs. personn., que notre collègue et ami M. Gauchas, aux soins duquel fut confié le malade, à partir du 1ᵉʳ janvier 1881, a bien voulu nous aider à compléter).

D... (Célestin), âgé de 18 ans, journalier, entre, le 26 octobre 1880, dans le service de M. Verneuil, salle Saint-Louis, n° 8.

Ce jeune homme est amené à l'hôpital pour une affection du genou droit qui remonte à un an environ. A cette époque il commença à souffrir un peu de cette jointure, qui en même temps se tuméfia ; toutefois douleur et gonflement furent, au début, assez minimes et il continua même longtemps encore à travailler.

Cependant il y a six à sept mois il fut obligé de se faire soigner dans un hôpital de province. Le genou ne tarda pas à aller mieux ; ce jeune garçon quitta l'hôpital et reprit son travail ; mais bientôt il recommença à souffrir ; et depuis trois mois les accidents ont beaucoup augmenté ; il fut obligé de reprendre le lit et resta ainsi au repos chez lui, sans recevoir, du reste, d'autres soins ; son genou ne le faisait pas souffrir tant qu'il restait immobile et couché.

Ce genou, régulièrement tuméfié, a un volume énorme ; la rotule est soulevée, et sur ses côtés, comme au niveau du cul-de-sac supérieur, la synoviale remplie et distendue refoule les téguments. En ces points la consistance mollasse, sans véritable fluctuation, donne l'idée de fongosités articulaires abondantes. L'exploration directe de la jointure n'est pas très pénible pour le malade, mais si l'on vient à presser sur le talon de bas en haut, on détermine une douleur vive au niveau des extrémités osseuses qui sont évidemment le point de départ des altérations.

Il n'y a pas d'œdème notable de la cuisse ni de la jambe. L'état général est assez bon. Le facies a l'aspect lymphatique ; chairs molles et flasques, mais il n'y a pas de véritables signes antérieurs de scrofule. Pas d'amaigrissement bien notable. M. Verneuil, après avoir constaté l'existence de l'ostéo-arthrite, fait appliquer sur le membre un appareil ouaté compressif.

19 novembre. On enlève l'appareil et on trouve qu'il s'est fait spontanément sous la ouate, au niveau du cul-de-sac supérieur, une ouverture par laquelle il s'est écoulé une grande quantité de pus.

M. Verneuil recommande d'appliquer à nouveau un appareil ouaté, maintenu avec des bandes silicatées ; la petite plaie articulaire et la surface du genou ayant été soigneusement lavées avec une solution phéniquée, le pansement en question est placé sur le membre.

23 décembre. Pendant le mois qu'il vient de passer avec cet appareil, le malade s'est trouvé assez bien ; la jointure étant parfaitement immobilisée, il n'a pas souffert, son état général s'est maintenu bon ; il a une température à peu près normale ; la figure est seulement un peu plus pâle et un peu plus amaigrie.

L'appareil est enlevé pour voir dans quel état se trouve la jointure à ce moment.

Le pansement renferme une assez grande quantité de pus et la fistule articulaire existe toujours ; mais les désordres ne paraissent pas s'être notablement aggravés, seulement la peau de la région interne paraissant amincie et décollée. M. Verneuil y fait appliquer un cautère à la pâte de Vienne et recommande de remettre immédiatement l'appareil ouaté.

25 décembre. Par suite d'une erreur, cet appareil n'est placé qu'aujourd'hui ; un pansement phéniqué avait été appliqué en attendant.

30 décembre. L'immobilisation et l'isolement du membre n'ont pas été cette fois suivis d'un aussi bon résultat que la première fois ; l'en-

fant souffre et il a de la fièvre, cependant, comme les accidents ne sont pas très intenses, on laisse encore le pansement à demeure.

2 janvier. Le malade souffre beaucoup dans son appareil; on l'enlève aujourd'hui, et on trouve une quantité énorme de pus très fétide et de plus des foyers purulents considérables avec des décollements existant à la partie externe de la cuisse, à la partie interne et postérieure de la jambe.

Trois incisions sont pratiquées et les foyers sont lavés à la solution phéniquée forte et drainés, et le membre est placé dans une gouttière et sous un pansement antiseptique (gaze de Lister, Makintosch, etc.).

On a obtenu ainsi à la fois une diminution considérable de la douleur et l'abaissement de la température. Même pansement les jours suivants.

Février. La suppuration continue à être assez abondante et épuise le malade. Il maigrit; chaque soir la température atteint 39°, souvent 40°. Un nouveau décollement à la partie interne de la cuisse est drainé. Comme à chaque pansement les douleurs sont excessives et durent plusieurs heures après, on laisse le membre immobile dans une gouttière garnie de coussinets d'ouate enveloppés de taffetas gommé ; de grands lavages sont ainsi pratiqués sans qu'on ait besoin de toucher au membre malade.

Mars. Malgré ces soins, la suppuration, qui a un moment diminué, augmente. M. Verneuil débride largement au thermo-cautère les trajets qui donnent passage aux drains. Pendant quelques jours la fièvre diminue. Cependant l'œdème envahit les extrémités inférieures ; il n'y a pas d'albumine dans l'urine et celle-ci est très chargée, riche en urates et en acide urique.

Le jeune malade s'est énormément amaigri. Les joues sont creuses, le visage absolument blême. Il est évidemment sous le coup de l'épuisement et de la septicémie qui résultent de cette arthrite suppurée avec l'énorme phlegmon du voisinage.

La jambe, depuis le pied, est très œdématiée, le mollet est infiltré de pus, la cuisse l'est également. La mort paraît imminente. M. Verneuil le décide à l'amputation, qui jusqu'alors n'avait pas été acceptée.

25 mars. L'amputation est pratiquée vers la partie moyenne de la cuisse par le procédé à deux lambeaux latéraux ou plutôt par une sorte de raquette dont la queue est médiane et antérieure. L'opération est conduite sans encombre et sans que le malade perde notablement de sang. (On avait appliqué la bande d'Esmarch.) Pansement antiseptique ouvert.

29 mars. L'état général est assez mauvais ; la langue est sèche, la

température élevée ; l'anurie est à peu près complète. L'œdème a envahi la jambe et la cuisse gauches. On ne sent pas de cordon dur sur le trajet de la saphène interne ni de la fémorale. Le malade se plaint très vivement du mollet. Sur la jambe et la cuisse, taches nombreuses de purpura.

30 mars. Langue sèche; anurie ; plaie blafarde et sèche.

31 mars. Mort. Il n'y a pas d'albumine dans l'urine contenue à ce moment dans la vessie.

Nécropsie. — Les reins sont volumineux, la substance corticale pâle, un peu jaunâtre, est manifestement épaissie ; la substance pyramidale a conservé sa coloration à peu près normale. Le foie pèse 2,800 gr. Il est légèrement jaunâtre et semble moins graisseux qu'on ne pouvait s'y attendre, eu égard à la durée et à l'abondance de la suppuration. La couleur est un peu celle du foie muscade. Les poumons sont absolument sains. Nulle trace de tubercules. Un seul petit noyau caséeux de la grosseur d'un petit pois. Le cœur est vide ; l'endocarde coloré par imbibition, la fibre musculaire pâle et jaunâtre.

La veine fémorale, du côté amputé, ne renferme pas de caillot ; elle est saine.

Au contraire, celle du côté gauche est pleine de caillots noirâtres, mous. Ces caillots ne sont pas adhérents, les parois sont considérablement épaissies ; les veines afférentes sont thrombosées.

Bien qu'on n'eût jamais noté la présence d'albumine dans les urines des reins, la coloration et l'épaississement évident de la substance corticale semblaient indiquer qu'elle était le siège d'une lésion que nous nous sommes efforcé de déterminer par l'étude histologique de ces organes.

Pour cet examen, nous avons soumis quelques fragments à l'action de l'acide osmique suivant l'ingénieuse technique imaginée par M. Cornil ; nous nous sommes servi aussi des moyens ordinaires de durcissement.

Tout d'abord des coupes colorées avec le violet de méthylaniline ne nous ont présenté aucune trace de dégénérescence amyloïde.

Sur des coupes (coupes parallèles à la surface) colorées au picro-carmin on n'aperçoit à un faible grossissement (obj. 2. oc. Verick) presque aucune modification du tissu conjonctif ; les capsules glomérulaires paraissent seulement légèrement épaissies, mais un grand nombre de tubes du labyrinthe sont manifestement dilatés, leur lumière est plus large que normalement et contient souvent un coagulum irrégulier comme réticulé.

Sur une préparation à l'acide osmique on voit en plus deux ou trois cylindres colloïdes, homogènes, colorés en gris foncé contenus dans des tubes droits ; pas d'apparence de dégénérescence graisseuse.

C'est sur ces dernières préparations et avec un plus fort grossissement (obj. 6 ; oc 1 et 3, V.) qu'il convient d'étudier les lésions cellulaires.

D'une manière générale, les cellules épithéliales sont granuleuses, colorées en gris foncé et ne contiennent pas de granulations noires, c'est-à-dire de granulations graisseuses. Les noyaux sont bien distincts et assez régulièrement disposés près de la base. A un examen plus minutieux on voit d'une part la dilatation des tubuli contorti et de beaucoup de branches ascendantes et d'autre part de lésions cellulaires très nettes passant par toutes les phases qu'a si bien décrites M. Cornil.

Beaucoup de ces tubes contiennent des coagulations de forme réticulaire, partant des cellules dont la face libre est irrégulière. On en voit d'autres qui contiennent quelques boules claires, d'autres granuleuses et grises, les unes séparées, les autres accolées.

Sur certaines cellules on voit nettement l'état vacuolaire de la portion libre.

Enfin souvent on constate l'état suivant : un tube con-

tourné très dilaté; sur une partie de la circonférence, l'épithélium est diminué de hauteur et à ce niveau le tube est
vide; au point opposé la lumière est remplie par un coagulum formé de nombreuses boules claires, légèrement granuleuses, dont on distingue tous les contours, quoiqu'elles
soient confluentes; coagulum confondu avec la partie libre
du revêtement cellulaire, qui est là très tuméfié et augmenté
de hauteur, indivise, et renferme quelquefois dans son
épaisseur de ces mêmes sphères grises, plus foncées et plus
granuleuses ; sur un des tubes les plus dilatés que nous
ayons vu, ces sphères protéiques coalescentes occupaient
les deux tiers de la lumière du tube ; un autre était rempli
d'un coagulum grisâtre, plus homogène laissant cependant reconnaître facilement les boules en train de se
confondre.

Ces lésions ne sont pas partout au même degré; elles
nous ont paru au point de vue de l'intensité, disposées
en régions ; dans un point, tous ou presque tous, les
tubes sont atteints, et dans ces points, les branches ascendantes sont intéressées et présentent des lésions analogues aux précédentes ; sur d'autres points, les modifications cellulaires sont beaucoup moindres, on voit des tubes
contournés et surtout des branches ascendantes saines.

Nous avons constaté la présence de quelques cylindres
colloïdes bien formés dans des tubes de Ludwig, mais ils
sont rares, ce qui témoigne du peu d'ancienneté des lésions.
Ce qu'on voit surtout dans les tubes droits, ce sont des coagulums irréguliers, comme déchiquetés, ou des boules claires et grisâtres accolées les unes aux autres. Au niveau
des glomérules, nous ne découvrons aucune altération
cellulaire,

Sur les préparations colorées au picro-carmin et exami-

nées au même grossissement on voit mieux encore les lésions vasculaires ; beaucoup de vaisseaux droits, artères
et veines distendus et remplis de globules rouges ; dans les
espaces inter-lobulaires, congestion également intense des
capillaires ; dans les glomérules, il y a même extravasa-
tion sanguine ; dans tous ou à peu près, on voit à la surface
dubouquet vasculaire des globules rouges hors des vaisseaux ; dans l'un d'eux, dont la capsule est vidée de son
glomérule, il y a un gros amas d'hématies contre une des
parois.

La coloration à l'éosine et la glycérine hématoxylique,
suivant la technique indiquée par le professeur Rénaut,
nous a donné aussi de très bons résultats. Les modifications des tubes sécréteurs sont bien mis en évidence ; les
tubes droits, dont l'épithélium intact est très élégamment
coloré, paraissent aplatis par les tubes contournés de voisinage dilatés ; les uns sont vidés, les autres contiennent
de petits coagulums qui ne les remplissent pas ; d'autres,
plus rares, des cylindres colloïdes d'une belle coloration
rose violet clair.

Toutes ces lésions sont, en somme, celles qu'on reconnaît généralement comme propres aux néphrites parenchymateuses ou épithéliales ; j'ai insisté à dessein sur leur
description, parce que je ne pense pas qu'on les ait souvent
notées, si près du début, dans des conditions semblables,
et qu'elles me paraissent bien commencer la filiation
d'autres lésions plus prononcées, que nous trouverons
dans les observations qui vont suivre.

Observation XVII.

(Personnelle).

Le nommé B. (Guillaume), âgé de 63 ans, emballeur, entre à la Pitié le 13 novembre 1880, salle Saint-Louis, n° 38.

C'est un homme grand et fort, d'aspect robuste. Sa santé générale est bonne; il n'accuse aucune maladie antérieure autre que la syphilis qu'il aurait contractée vers l'âge de 30 ans. Il se présente à nous pour une affection du coude droit qui date déjà de plusieurs mois. Il ajoute qu'il y a deux ans il a déjà eu des accidents du même genre que ceux d'aujourd'hui, à la partie postérieure du coude, accidents, dit-il, qui ont été rapportés à la syphilis — gomme probable du cubitus — et qui ont guéri par l'iodure de potassium.

Mais, il y a environ sept mois, la partie postérieure du coude commença à se tuméfier de nouveau, et il se forma un abcès en arrière de l'olécrâne.

Actuellement le coude, dans toute sa circonférence postérieure, est très tuméfié ; les téguments à ce niveau sont rouges et sur plusieurs points, décollés. Derrière l'olécrâne on voit un orifice fistuleux d'un demi-centimètre de diamètre environ, bien arrondi, nettement taillé et ressemblant, en effet, assez à l'ouverture d'une gomme qui se serait développée dans le périoste; les bords en sont cependant décollés par en haut. Par cet orifice s'écoule une sécrétion séro-purulente, le cubitus est tuméfié et douloureux à son extrémité supérieure. L'articulation elle-même ne parait pas intéressée ; et on peut faire exécuter quelques mouvements à l'avant-bras sur le bras, sans déterminer de douleur, pourvu cependant qu'on ne dépasse pas des limites assez étroites.

Par suite d'une erreur regrettable, les urines ne furent pas examinées; rien n'attirait l'attention du côté des reins.

Le membre fut placé dans un appareil ouaté et immobilisé ainsi dans la demi-flexion ; en même temps on donne le traitement spécifique : 2, puis 3 gr. d'iodure de potassium par jour.

Avec cela le malade va et vient toute la journée, parait toujours bien portant.

27 novembre. On enlève le pansement ouaté parce que le malade se plaint de souffrir et que la suppuration paraît avoir été abondante ; et, en effet, on trouve la région en assez mauvais état, la suppuration abondante, la peau rouge, décollée, et l'articulation elle-même est de-

venue douloureuse. M. Verneuil fait immobiliser avec une attelle plâtrée, et on fera des pansements antiseptiques méthodiques. Mais aucune amélioration ne se produisit, bien au contraire ; le coude se tuméfia davantage, une nouvelle fistule se créa, et l'articulation devint évidemment le siège d'une ostéo-arthrite. Il fallait songer à une thérapeutique plus active. M. Ollier, se trouvant dans le service vers le milieu de décembre, vit le malade et pensa qu'on pouvait encore faire la résection du coude.

M. Verneuil avait pris la résolution de tenter cette opération et il avait même pris jour pour la première semaine de janvier, lorsque le 31 décembre, le malade que, la veille encore, on avait vu levé au pied de son lit comme d'habitude fut trouvé mort dans son lit dès le matin.

On se rappela que la veille, il s'était plaint un peu de malaise, de mal de tête, mais sans y insister beaucoup ; dans la nuit, il eut un peu d'agitation puis tomba dans le coma et mourut vers 2 heures du matin.

A l'autopsie, outre une ostéo-arthrite suppurée du coude, on ne trouve pour expliquer la mort qu'une lésion très apparente des reins ; tous deux sont très volumineux, à surface lisse, de couleur grisâtre, avec des points de congestion violacés. Sur la coupe, la surface corticale très épaissie est également lisse, humide et d'apparence translucide ; elle a une teinte généralement violacée avec fond gris blanchâtre. Rien au cœur, ni dans le cerveau, etc.

L'examen histologique confirme l'existence de lésions de néphrite parenchymateuse, auxquelles faisait déjà conclure l'aspect macroscopique.

Malgré l'état un peu brillant et vernissé que présentaient les reins, il n'y a pas de dégénérescence amyloïde.

Les coupes portant sur la substance corticale montrent une augmentation considérable du calibre d'à peu près tous les « tubuli contorti » Au lieu de présenter une étroite lumière limitée par des cellules de grande hauteur, ils ont une lumière énorme, dont le diamètre est deux à trois fois plus grand que la hauteur des cellules ; dans tous ou à peu près, elle est occupée par des exsudats de forme un peu variable ; dans les unes c'est une formation réticulaire assez régulière, composée de filaments ténus allant s'insérer sur la face libre des cellules et limitant des mailles réfringentes, le plus souvent assez régulièrement arrondies ; dans d'autres, le coagulum est plus compact et plus épais au centre, et il paraît (en faisant varier) composé de masses arrondies adjacentes.

Dans quelques-uns où la production est sans doute plus récente, l'exsudat est formé d'un amas de sphères bien distinctes, claires, faisant saillie d'une part dans la cavité du tube et de l'autre se confondant avec la face libre du revêtement épithélial ; quelques noyaux colorés par le carmin sont interposés ; sur une des branches montantes qui se trouvent dans le champ du microscope, nous distinguons nettement deux cellules avec état vacuolaire dans sa partie libre.

Le revêtement épithélial des tubes sécréteurs est, comme il a été dit, très diminué de hauteur, souvent il dépasse à peine le noyau, généralement assez distinct ; sur les points où la coupe est très mince on observe facilement aussi que la face libre des cellules est pour beaucoup, irrégulière, déchiquetée, avec des filaments se continuant avec ceux du réseau intra-canaliculaire.

Il est à remarquer que la dilatation de tous ces tubes est telle que les glomérules sont très espacés et paraissent plus rares que d'habitude.

Ceux-ci nous semblent pour la plupart dans un état d'intégrité presque complète ; les capsules sont seulement un peu épaissies ; nous en trouvons cependant deux sur la même préparation qui contiennent à la face interne de la capsule un exsudat granuleux légèrement coloré en jaune par le picro-carmin.

Sur des coupes faites au niveau de la zone intermédiaire, les branches montantes présentent les mêmes altérations que les tubes contournés ; quelques branches grêles qui contiennent un cylindre hyalin contrastent par l'énorme disproportion de leur diamètre avec celui des premières, en raison de la dilatation de ces dernières.

Les tubes droits ont leurs caractères normaux ; les uns sont vides, d'autres assez nombreux contiennent de petits blocs un peu irréguliers colorés par le carmin, quelques uns seulement, des cylindres colloïdes moulés sur leur cavité.

Le tissu interstitiel est presque tout à fait normal autour des tubes rénaux ; on voit seulement en de certains points les parois de ceux-ci légèrement épaissies avec apparence conjonctive. Mais les artères droites sont le siège d'une endartérite et d'une périartérite très marquée et autour de l'artère, comme autour de la veine qui l'accompagne, il y a un îlot assez large de tissu conjonctif qui envoie quelques prolongements entre les tubes les plus voisins ; ces points de lésions interstitiels sont tout à fait limités autour des vaisseaux.

Ce cas est à rapprocher de celui de notre observation XII, dans lequel les lésions étaient très analogues.

Observation XVIII.

(Personnelle).

B. André Pierre, âgé de 34 ans, sculpteur, entre dans le service du professeur Verneuil, le 19 avril 1881, salle Saint-Louis, lit n° 1.

Mère morte d'une pneumonie probable à 69 ans.

Père bien portant.

Il a un frère qui est mort phtisique, un autre frère est très robuste ; une sœur chétive, faible de santé.

Le malade lui-même a passé sa première jeunesse à la campagne où il s'est livré aux travaux des champs et pendant toute cette période il a été bien portant. Il était même vers l'âge de 15 ou 16 ans très robuste et très agile, donnant comme exemple qu'il portait facilement des sacs de blé et franchissait de plein pied une hauteur de 1 m. 20.

Envoyé à Poitiers pour y apprendre la sculpture, il vint à Paris en 1867, pour entrer à l'Ecole des Beaux-Arts où il fut admis ; mais venu contre la volonté de sa famille et sans ressources, il eut à souffrir de grandes privations travaillant pour ainsi dire jour et nuit et se nourrissant très mal, ne mangeant souvent que du pain et ne buvant que de l'eau. Un beau jour, en 1868, il éprouva pour la première fois une vive douleur dans le genou ; elle ne persista pas, mais bientôt il eut mal dans la hanche droite et se mit à boiter un peu (1869).

Cette même année 1869, il eut deux abcès ganglionnaires cervicaux qui suppurèrent pendant longtemps et c'est surtout quand ils furent guéris, que la hanche devint douloureuse. Il fut rappelé chez lui à cette époque pour l'exécution d'un travail. Il marchait alors en boitant et avec une canne. Les douleurs augmentèrent et la marche devint de plus en plus difficile ; il fut obligé de prendre le lit qu'il garda pendant assez longtemps. Il n'était du reste à peu près pas soigné et ne fut pas immobilisé ; il ne restait couché que quand la souffrance et la douleur provoquée par les mouvements l'y obligeaient.

L'année suivante (1870), il en résulta qu'une grosse collection se forma dans l'aine du même côté, puis une seconde au niveau du grand trochanter. L'abcès fut ouvert à l'aine (au-dessus de l'arcade de Fallope) ; il en sortit beaucoup de pus et la poche trochantérienne se vida aussi peu à peu par le même orifice.

L'abcès se ferma au bout de quelques mois et il fut possible au malade de marcher plus facilement. En 1871, il revint à Paris marchant avec des béquilles, puis graduellement avec une seule; enfin seulement à l'aide d'un bâton. Il pouvait ainsi marcher convenablement mais avec une forte claudication.

Il reprit, à son retour, sa vie d'artiste et de privations.

En 1872, l'abcès inguinal s'ouvre de nouveau, fournissant environ un demi-verre de pus. Il se ferma assez vite et depuis cette époque ne parut pas se reformer jusqu'à ces derniers temps.

Malgré cet arrêt de la suppuration le malade a remarqué que tous les ans, au mois de janvier, il avait une période de quinze jours environ pendant laquelle il souffrait et marchait difficilement. Le reste de l'année, il se trouvait assez bien. Enfin, il y a un an, au moment de l'ouverture du Salon il eut à soutenir des fatigues exagérées et vit apparaître assez brusquement de l'œdème des membres inférieurs.

Cela ne s'accompagna pas du reste d'accidents aigus, ni hématurie, ni fièvre, ni douleurs des reins, etc. On examina alors les urines dans lesquelles on trouva une grande quantité d'albumine. Il se soigna tant bien que mal, et garda le repos; l'œdème diminua, mais, dit-il, depuis cette époque n'a jamais disparu complètement.

Les nouveaux accidents qui l'amènent à l'hôpital sont de date très récente. Il y a huit jours, dit-il, que sans tuméfaction préalable, l'abcès inguinal s'est rouvert et a fourni une très grande quantité de pus (1 à 2 litres). Dans la région trochantérienne, s'est formée une grosse tumeur fluctuante et l'œdème des membres inférieurs a beaucoup augmenté.

Cet œdème, très appréciable, même à la vue, sur la jambe gauche est plus considérable sur la jambe droite (côté malade). Les téguments œdématiés forment au-devant du tibia un épais coussinet dans lequel le doigt exerce une forte dépression. Cette pression du doigt est douloureuse; elle l'est aussi sur le reste du membre également tuméfié.

Au niveau du grand trochanter, ainsi qu'il a été dit, existe une collection allongée dans le sens de la cuisse, très fluctuante, ne se vidant pas sensiblement à la pression par l'orifice inguinal, qui, du reste, est très limité.

Cependant la pression exercée de bas en haut méthodiquement sur la tumeur trochantérienne fait écouler un pus séreux et contenant des grumeaux blanchâtres (20 avril).

Les mouvements de l'articulation coxo-fémorale sont très limités, mais il n'y a pas une véritable ankylose, les mouvements modérés de flexion et d'extension, d'abduction et d'adduction sont facilement provoqués et non douloureux; le membre est très peu dévié; cependant il y a un léger degré d'adduction et un raccourcissement très prononcé, (9 cent.).

C'est l'étendue de ce raccourcissement qui, malgré l'absence de la déviation habituelle, ne peut guère laisser place à d'autre hypothèse qu'à celle d'une coxalgie ayant vraisemblablement amené une destruction plus ou moins avancée de la tête fémorale et de la cavité cotyloïde. Nous devons ajouter qu'il n'y a pas de signes bien évidents de luxation.

La miction se fait bien ; il urine beaucoup à certains moments, surtout quand le temps est humide et froid ; d'habitude, il pisse une ou deux fois dans le cours de la nuit.

Pour ne rien omettre, ajoutons qu'il accuse un chancre induré en 1868 : on lui aurait prescrit le traitement spécifique (liqueur de Van-Swieten). Nous ne découvrons cependant aucune trace ancienne ni aucun signe récent de syphilis ; quantité des urines rendues dans les vingt-quatre heures, 1,600 c. c.

20 avril. Je vois le malade debout : on apprécie mieux ainsi la situation de la cuisse sur le bassin. Pas de cambrure notable. Il tient naturellement la cuisse un peu fléchie et également le genou. Mais en lui faisant faire un léger effort, il parvient à la redresser à peu près complètement. Le pli fessier est légèrement abaissé, ce qui paraît tenir au raccourcissement du membre ; la fesse est très aplatie, aplatissement dû, en partie au moins, à l'atrophie des fessiers ; on ne sent pas la tête fémorale à la fosse iliaque. L'exploration est, du reste, difficile à cause de l'œdème qui remonte jusqu'à ce niveau et de la fatigue qu'elle occasionne au malade.

Pendant cet examen, cependant court, il se sent défaillir et en effet il a même une syncope complète de quelques secondes. Régime lacté.

21 avril. Le malade a pris hier environ deux litres de lait et, dit-il, un litre de tisane. L'urine des vingt-quatre heures monte à 3,100 c. c. Elle est moins pâle qu'hier et a même une légère teinte ambrée.

J'ausculte les sommets des poumons.

Respiration normale sans râles aucuns.

Les battements du cœur sont forts ; retentissement sans dédoublement véritable ; il n'y a pas d'hypertrophie appréciable. Cette exploration du thorax montre que les téguments sont pâles et le siège d'un certain degré d'œdème sans conserver toutefois la trace du doigt.

Aux cuisses, l'œdème est très prononcé, surtout à la partie interne de la cuisse malade où la peau est un peu violette, tendue et comme amincie.

22 avril. Q. urine 3,200 c. c.

Le malade dit avoir eu hier une fièvre très intense. L'abcès rend une grande quantité de pus. L'état général est assez satisfaisant.

Le malade prend volontiers son lait qu'il aime beaucoup. Q. urine 3,600 c. c.

23 avril. Avec l'aide de mon collègue et ami M. Cerné, interne du service, nous dosons l'albumine dont nous trouvons 7 grammes par litre. La collection de la cuisse s'est ouverte spontanément par un petit pertuis. M. Reclus fait deux incisions et place deux tubes à drainage debout.

6 mai. L'état de notre malade s'est aggravé, bien que les drains ne donnent plus d'écoulement à une grande quantité de pus et que l'abcès paraisse être en meilleure voie. L'état général est plus mauvais ; le visage s'est amaigri ; les membres inférieurs sont un peu moins œdématiés, mais il a eu ces derniers jours de la diarrhée ; il aurait rendu aussi dans les selles une assez grande quantité de matières sanguinolentes ; on n'a pas conservé ces matières, en sorte qu'on ne peut que supposer que le pus s'est fait un chemin vers l'intestin.

Aujourd'hui la diarrhée est moindre, à peine ai-je découvert le malade pour voir ses jambes qu'il est près d'un frisson qui continue, bien qu'aussitôt j'aie replacé les couvertures et l'édredon sur lui ; on me dit alors que les jours précédents il a déjà eu des frissons analogues.

Il prend bien son lait (3 litres en moyenne) et en outre un peu de potage et de vin. Q. urine 2 litres 3/4.

La température est basse.

9 mai. Nous trouvons le malade très abattu, très changé avec un certain degré de délire loquace. Il se sent lui-même très fatigué et se met en devoir d'arranger ses affaires avec un de ses amis venu le trouver dans ce but. Cette sorte de conférence parut le fatiguer beaucoup et vers midi il mourait assez brusquement. La quantité d'urine rendue depuis hier n'avait été que de 650 c. c.

De l'autopsie je n'ai pu avoir que les reins et encore le rein gauche a-t-il été, par accident, très détérioré, mais il est semblable au rein droit dont la description peut s'y appliquer. Ce rein est excessivement volumineux et friable ; il pèse 308 grammes, il est blanc grisâtre, bosselé, avec des points violacés de congestion veineuse ; sur la coupe la substance corticale gris sale est excessivement épaissie au-dessus des pyramides et, entre elles, dans les colonnes de Bertin. La substance pyramidale est rouge et paraît peu atteinte, la muqueuse des calices et du bassinet est très congestionnée.

Sur la table d'amphithéâtre, j'imprime des mouvements au membre malade ; tous les mouvements de l'articulation sont possibles et assez

faciles, sans frottement ; il ne parait réellement pas y avoir de luxation.

L'examen histologique de ce rein décèle déjà dans une vue d'ensemble des lésions très complexes et dont l'enchainementtout d'abord n'est
pas très évident.

Sur les préparations colorées avec le violet de méthylaniline, on juge
bien de l'existence d'une dégénérescence amyloïde qu'on retrouve sur
tous les glomérules et sur les artères interlobulaires ; on voit de plus
des cylindres hyalins excessivement nombreux dans presque tous les
tubes droits, et, enfin, on voit des ilots de néphrite interstitielle disséminés et plus ou moins ancien. Les glomérules ainsi atteints dans leurs
anses capillaires de l'infiltration amyloide, qui rarement couvre tout le
bouquet glomérulaire, sont pour la plupart de volume normal avec les
anses et les noyaux distincts ; les capsules sont seulement un peu épaissies en général. Quelques glomérules cependant sont en voie de trans-
formation fibreuse et atrophiés. Les cylindres très bien formés remplissant les tubes, ont une légère teinte violette.

Pas de dégénérescence amyloide de la paroi des tubes des reins eux-
mêmes.

Les lésions interstitielles, bien appréciables sur les préparations colorées à l'hématoxyline ou au picro-carmin ont une distribution irrégulière. Dans un point on voit plusieurs tubes accolés contournés, sans
épaississement entre-eux du tissu conjonctif.

Un peu plus loin, on trouvera un large espace occupé par des bandes
conjonctives, entre lesquelles il existe ordinairement un peu d'œdême;
dans cet espace on voit quelques cellules embryonnaires pas très nombreuses et des vestiges de tubes. Mais dans d'autres points la néphrite
interstitielle parait être à une période plus récenteet les cellules embryonnaires y sont nombreuses, et même y forment des amas dont le
contour rappelle celui d'un tube rénal.

Sur ces mêmes préparations, on reconnait que ces tubes contournés
revêtent des aspects un peu différents ; les uns sont remplis par un amas
granuleux tout à fait confondu avec ces cellules ; d'autres ont un revêtement épithélial distinct mais irrégulier, en un point du tube diminué
de hauteur, sur le point opposé, volumineux, boursouflé ; et dans la
lumière de ce même tube existent un amas de boules granuleuses avec
une ou deux plus claires.

Mais c'est sur une préparation assez heureuse prise dans un fragment
traité par l'acide osmique qu'il convient d'étudier ces altérations cellulaires.

Voici quelles sont les variétés d'aspect qu'on peut rencontrer sur un
très petit espace ; ici on voit un tube contourné dont les cellules épi-

théliales sont énormes, boursoufflées, granuleuses, faisant saillie jusque dans le milieu du tube dont elles occupent ainsi à peu près toute la lumière.

A côté c'est un tube entouré de bandes de tissu conjonctif avec cellules embryonnaires assez abondantes : il est très notablement dilaté ; son épithélium est bien reconnaissable, mais diminué de hauteur, surtout sur un point de la circonférence où il dépasse à peine les noyaux.

Dans l'intérieur du tube, amas granuleux de coloration plus claire, que celle de l'épithélium et dans lequel on reconnait facilement un assez grand nombre de sphères granuleuses grises et deux ou trois plus claires ; d'autres renferment une agglomération de sphères grises et de sphères transparentes plus distinctes encore et les cellules du revêtement épithélial encore distinctes et régulièrement disposées renferment à leur base des granulations graisseuses assez nombreuses et quelques-unes, volumineuses.

On peut n'avoir dans certains tubes qu'une ou deux cellules encore reconnaissables, le reste du tube étant occupé par un amas granuleux où tout se confond.

C'est encore ce seul amas granuleux qu'on trouve dans d'autres tubes; il en remplit tout le calibre ; il semble que les cellules aient subi là une désintégration granuleuse complète ; ces amas de destruction cellulaire sont formés de granulations arrondies grises, bien distinctes les unes des autres ; parmi elles, on peut trouver aussi des granulations graisseuses.

On reconnait ainsi une destruction de plus en plus complète des tubes sécréteurs et dans un point, on peut voir une lésion plus avancée encore ; quatre ou cinq tubes contournés sont accolés, séparés par une paroi très mince, qui même en certains endroits parait disparaitre ; au milieu de l'amas granuleux qui les remplit, on distingue sans peines des cellules embryonnaires qui semblent les envahir en venant du tissu cellulaire ambiant.

En effet ce qui précède la disparition complète du tube, c'est la formation d'un amas de cellules embryonnaires, entre lesquelles on reconnait encore quelques débris des contours du tube ; et tout autour, il existe du tissu conjonctif d'autant plus embryonnaire qu'on se rapproche plus du centre.

Ces diverses altérations anatomiques nous semblent expliquer le mode d'évolution de cette néphrite et la disposition de la lésion interstitielle qui d'abord parait assez bizarre.

Il a dû y avoir une néphrite parenchymateuse à marche lente, comme dans tous ces cas, les cellules donnant des produits exsudatifs, puis se modifiant peu à peu, et cela dans certaines régions plus qu'en d'autres ; quand, d'altération en altération, le revêtement épithélial en est arrivé à une destruction granuleuse complète, le tissu conjonctif prend sa place; d'abord embryonnaire, puis définitif. Voilà comment il se fait que des îlots complets sont détruits et comblés par ce tissu de remplissage, laissant reconnaître plus ou moins bien la présence antérieure de quelques tubes.

Enfin, pour achever cette description déjà longue, il faut noter l'infiltration de granulations graisseuses dans les cellules des tubes les plus altérés et aussi, en bien des points dans le tissu interstitiel ; on voit même quelques cylindres colorés en noir foncé.

En maints endroits on trouve également des globules sanguins extravasés dans ce tissu conjonctif interstitiel.

Les branches montantes présentent des lésions analogues aux tubes contournés, mais ordinairement moins avancées.

Les tubes droits contrastent par leur état d'intégrité du moins en ce qui concerne la paroi et l'épithelium, car celui-ci est bien conservé et très net; il paraît seulement y avoir un peu de dilatation par suite de la présence du cylindre, car ils contiennent presque tous un beau cylindre hyalin coloré en gris plus ou moins foncé.

Notre excellent collègue et ami Bernard, interne à l'hôpital Sainte-Eugénie, a eu l'obligeance de nous remettre les reins d'un garçon de 15 ans, atteint de coxalgie suppurée.

Les détails cliniques sont malheureusement très incomplets ; mais tous ces cas sont presque identiques, et il n'en sera pas moins intéressant d'étudier la lésion rénale qui est venue terminer la scène morbide.

OBSERVATION XIX.

Ce que nous savons de ce jeune malade, c'est qu'il était atteint d'une coxalgie du côté gauche depuis quatre ans ; il s'était formé des abcès et des fistules autour de la jointure, et depuis cinq mois il était albuminurique et avait de l'œdème des membres inférieurs.

Voici quels étaient, à l'œil nu, les caractères des reins : la capsule se détache assez facilement, sans enlever de substance corticale ; la surface du rein a une apparence marbrée, fond jaunâtre parsemé d'îlots violacés de congestion vasculaire.

Sur la coupe, la substance corticale épaissie est d'une coloration gris jaunâtre presque uniforme, avec de fines granulations d'un jaune plus foncé. La substance médullaire franchement rosée tranche nettement sur les couches corticales qui l'entourent.

Des fragments de ces reins sont placés dans l'acide osmique, d'autres dans le liquide de Müller, puis la gomme et l'alcool.

Les lésions histologiques ont beaucoup d'analogie avec celles que nous avons constatées dans le cas précédent, c'est d'abord une dégénérescence amyloïde des glomérules des vaisseaux interlobulaires et de plus de quelques parois de tubes urinaires. Les espaces conjonctifs sont épaissis et siège de nombreuses extravasations sanguines.

Du côté des cellules épithéliales des tubes sécréteurs, mêmes altérations avec infiltration déjà de granulations gι isseuses qu'on retrouve aussi dans les interstices conjonctifs ; quelques-unes de ces granulations graisseuses sont énormes. Enfin, dans un grand nombre de tubes droits on constate l'existence de cylindres hyalins : ce sont en somme deux cas très comparables.

Que doit-on conclure de ces quelques faits ? Au point de vue anatomique, ils nous semblent démontrer assez nettement que, sous l'influence des conditions énoncées, de la suppuration prolongée, il peut se produire une véritable néphrite parenchymateuse, comme nous avons vu Billroth et Rosenstein l'affirmer ; nous trouvons cette lésion tout à fait à son début dans la première de ces quatre observations ; il n'y a encore que des lésions épithéliales minimes, n'ayant même pas entraîné d'albuminurie notable, néanmoins très reconnaissables par les bons procédés de technique.

Dans la seconde, la néphrite est beaucoup plus avancée et plus généralisée ; elle paraît également avoir évolué assez vite.

Notre très regretté collègue H. de Boyer a présenté aussi

à la Société anatomique une observation qui mérite d'être rapportée à l'appui des précédentes.

OBSERVATION XX.

Néphrite parenchymateuse (gros rein blanc) chez un sujet scrofuleux, pris pour une dégénérescence amyloïde pendant la vie, par M. de Boyer, interne.

Le 23 août 1875, entrait chez M. Bouchut, une fille de 12 ans, dans un état d'anasarque prononcé; elle était atteinte depuis quatre ans d'une coxalgie de forme osseuse, incomplètement guérie par ankylose et dont le pus s'écoulait encore au dehors par quelques fistules de la cuisse droite. En outre, un érysipèle cachectique siégeait sur le membre inférieur gauche et avait causé une série d'abcès. L'œdème avait débuté par les jambes. L'œil était brightique, l'examen ophthalmoscopique révélait non pas une rétinite albuminurique, mais bien des plaques d'atrophie choroïdienne; du reste, quelques troubles amblyopiques avaient existé.

Œdème du poumon; œdème du tissu cellulaire. Le cœur présentait, outre un degré d'hypertrophie assez prononcé, un bruit de galop de la pointe, signe indiqué dans les maladies des reins par Traube, et plus récemment par MM. Potain et Exchaquet; c'était un souffle, ou du moins un bruit soufflant prolongé systolique suivi d'un dédoublement diastolique. La malade avait la diarrhée d'une façon continue.

Examen des urines. — Elles sont d'une densité de 1,008, peu abondantes, 5 à 700 gr. contiennent 6 gr. d'urée environ; elles sont remarquables : 1° par l'abondance et la persistance de l'albumine; 2° par un dépôt constitué par du sang, des globules blancs, des cylindres épithéliaux, quelques cylindres granulo-graisseux, enfin des cylindres vitreux, réfringents, ayant l'aspect de la matière amyloïde, se colorant en brun par la teinture d'iode. En présence de ces symptômes, nous croyons à une néphrite chronique épithéliale, avec *très probablement* quelques points de dégénérescence, d'autant que le foie est augmenté de volume ainsi que la rate.

Après avoir été amélioré par le séjour de l'hôpital, l'enfant en sort et revient chez M. Archambault, salle Sainte-Geneviève, n° 23; elle présente les mêmes signes que deux mois avant; en outre, elle a eu quelques phénomènes urémiques (céphalalgie, vomissements); *les urines offrent les mêmes caractères;* mort le 4 novembre 1875, après avoir eu une douleur pongitive à droite, sous le mamelon.

Autopsie. — M. Archambault ayant eu l'obligeance de nous laisser faire l'autopsie, nous constatons : une pleurésie récente à faible épanchement purulent. Le cœur augmenté de volume, mais sans trace de péricardite ou d'endocardite : quelques caillots préagoniques. Le foie et la rate sont gras, mais sans présenter les réactions de la substance amyloïde. Les reins, augmentés de volume, pèsent 310 gr. ensemble. La capsule s'en détache aisément sans laisser voir de kystes ou de granulations brightiques ; la substance corticale épaissie de volume également, étrangle les pyramides : nulle part, même en les points les plus lardacés, on ne trouve les réactions de la matière amyloïde ; c'est un gros rein blanc lisse ; l'examen microscopique dénote une intégrité parfaite des vaisseaux ; seul, le système épithélial offre une dégénérescence granulo-graisseuse avancée dans certains points, en voie de formation dans d'autres. Rien aux centres nerveux ni à l'intestin.

On pouvait à bon droit considerer ce fait, pendant la vie, comme un exemple de dégénérescence amyloide des organes et cependant l'autopsie n'a pas confirmé ce diagnostic. La dégénérescence amyloide ne paraît pas d'ailleurs aussi fréquente qu'on le dit, survenant comme complication de la scrofulose osseuse, et elle est rarement observée à l'hôpital des Enfants. (Communication de MM. Archambault, Bouchut, Simon.)   (*Soc. anat.*, nov. 1875.)

Dans nos deux dernières observations les altérations anatomiques sont beaucoup plus avancées et beaucoup plus complexes ; elles paraissent rentrer dans la classe de ce qu'on a appelé les néphrites mixtes, mais nous croyons que cette réunion de lésions tient surtout au mode d'évolution qu'elles ont suivi : la marche en a été très lente et successive, c'est-à-dire que le rein a été envahi graduellement par petits départements et voici comment nous comprenons la filiation de ces lésions ; c'est la néphrite parenchymateuse ou épithéliale qui ouvre la marche. Les épithéliums produisent leurs exsudats, se modifient et enfin on peut dire, meurent de désintégration granuleuse ; c'est à ce moment que le tissu conjonctif qui reste rarement, du reste, indifférent aux lésions épithéliales et a commencé à proliférer autour des tubes ainsi affectés, envahit les espaces granuleux devenus inutiles et vides de toute espèce d'élément normal et vivant.

Enfin la dégénérescence amyloïde vient clore la scène

L'existence d'une néphrite parenchymateuse n'est pas contestable, les altérations cellulaires, les cylindres si nombreux en témoignent suffisamment ; et non seulement à cause des cas dans lesquels elle existait seule mais à cause des lois d'anatomie pathologique générale, il est logique d'admettre que c'est elle qui a commencé et qu'elle tient les lésions interstitielles sous sa dépendance.

Quant à la dégénérescence amyloïde, nous ne voulons pas nous arrêter aux discussions auxquelles elle a donné naissance : les uns (Lecorché) la considérant comme primitive et se compliquant ultérieurement des autres lésions qui l'accompagnent toujours ; les autres en faisant un aboutissant de la néphrite parenchymateuse, dans de certaines conditions, une néphrite parenchymateuse avec dégénérescence amyloïde, comme le disent MM. Cornil et Ranvier ; et c'est, en effet, l'hypothèse la plus vraisemblable, puisqu'on ne la trouve jamais sans des lésions parenchymateuses très avancées, et que, d'autre part, dans les conditions qui en favorisent le développement, les premières se produisent sans qu'elle existe. Il y aurait à se demander aussi quelle est la pathogénie de ces néphrites et à quelle cause exactement il faut les rapporter. Est-ce à la débilitation générale de l'individu due à l'épuisement causé, chez lui, par des suppurations interminables ou à la septicémie ? Vraisemblablement c'est cette dernière qui joue le plus grand rôle dans cette détermination ; on sait que M. Fischer a décrit la « néphrite septique » qu'il a produite expérimentalement en injectant dans la jugulaire de la sérosité purulente et des acides gras volatils (de l'acide butyrique par exemple) et s'appuyant sur ces expériences, il conclut que, dans ces cas, a néphrite est le résultat d'une action septique des foyers purulents résorbés et en voie de fermentation acide, notamment des acides gras ou de leurs sels sur la substance rénale (Rosenstein).

D'autres auteurs sont arrivés aux mêmes conclusions et « MM. Coze et Selz ont trouvé chez les animaux qui ont succombé à l'infection par des matières putrides une dégénérescence graisseuse de l'épithélium des tubuli du rein. Ils ont découvert dans l'urine des manchons épithéliaux et des cylindres fibrineux hyalins » (Cazalis).

Dans tous les cas que nous présentons de notre côté, les malades ont été, au moins pendant un certain temps, sous le coup de cette septicémie; les lésions dont ils étaient porteurs rendaient cette éventualité inévitable.

Mais quoi qu'il en soit de ces diverses interprétations théoriques, au point de vue clinique, ces faits de lésions rénales survenant chez une catégorie de malades si nombreux, présente le plus grand intérêt.

A peine constituée, l'altération anatomique du rein va avoir sur l'état général du blessé et sur l'affection locale, la même influence funeste que nous lui avons vu exercer quand elle était primitive ; ce sera donc un élément tout à fait défavorable à la guérison de l'affection première, qui continue du reste, à son tour, à agir sur le rein, par l'intermédiaire aussi de l'état général ; c'est un « échange de mauvais procédés » dans lequel le dernier mot reste à l'affection rénale : car à la vérité, la lésion déterminée dans tous ces cas est une des plus sérieuses ; elle constitue la forme grave de la maladie de Bright, comme on a pu le voir.

Aussi la lésion traumatique qui a déjà, par elle-même, si peu de tendance à la réparation, ne pourra-t-elle, sous cette influence nouvelle, que prendre une direction plus mauvaise encore. C'est ce que nous voyons arriver chez notre malade de l'observation XVII ; l'état du rein a été, sans nul doute, pour beaucoup dans cette aggravation rapide de l'ostéo-arthrite.

Le malade de l'observation suivante se croyait quitte des accidents aigus du côté de sa hanche ; mais l'albuminurie s'affirme, et lentement il se reforme une énorme collection purulente qui vient apporter un dernier appoint à l'œuvre de lente destruction.

Il faudra attribuer d'autant plus d'importance à cette affection rénale, qu'elle ne paraît guère, une fois déclarée, susceptible de rétrocéder et de guérir ; elle a une marche lente mais graduelle et fatale, puisqu'elle arrive à modifier tous les éléments dont se compose le parenchyme rénal.

Peut-être que si, tout à fait au début, on détruit la cause, l'effet se trouvera arrêté et le rein pourra reprendre sa constitution et ses fonctions normales , mais il n'est même pas prouvé que le processus, une fois commencé, puisse rétrograder.

En tout cas, il a pu arriver que l'affection pathogénique ait été enrayée et ait guéri, sans que l'évolution de la lésion brightique ait été arrêtée ; mais elle a continué à progresser, pour son propre compte, en produisant finalement le résultat funeste lié à l'évolution naturelle de la maladie de Bright.

Nous trouvons un exemple de ce genre dans la thèse de Cazalis.

OBSERVATION XXI.

(Résumé).

Il s'agit d'un enfant de 14 ans, soigné par M. Verneuil, pour une coxalgie suppurée ; on dut même faire des drainages multiples. L'enfant se trouvait dans d'excellentes conditions hygiéniques, il finit par guérir grâce au séjour prolongé au bord de la mer ; après trois ans de traitement, il ne restait que la claudication.

Un jour on remarque un peu de malaise et d'œdème des extrémités ; on reconnaît l'albuminurie quelque temps après, tout à coup des accidents urémiques éclatent et la mort survient en quelques jours.

Voici encore une observation que M. Verneuil veut bien nous communiquer, et qui rentre dans le même cadre que les précédentes :

OBSERVATION XXII.

Au mois d'août 1879, on amenait à M. Verneuil une jeune fille au sujet de laquelle il écrivait : « L'enfant que j'ai examinée a été atteinte d'ostéo-périostite des deux extrémités du fémur gauche ; en haut l'inflammation née tout au voisinage de l'articulation s'y est étendue et a amené là une ankylose à peu près complète, mais aussi à peu près guérie, la difformité exceptée.

En bas, le fémur est resté très volumineux.

Je suis porté à croire qu'il faudra un jour ou l'autre faire porter un appareil pour obvier au raccourcissement du membre causé par la flexion permanente de la cuisse sur le bassin.

Si les trajets fistuleux s'enflammaient et donnaient issue à une trop grande quantité de pus, il faudrait aller à la recherche des parties osseuses malades et en faire la résection ou le grattage, etc.

L'enfant n'est pas scrofuleuse ; il ne faut donc pas la bourrer de médicaments dits « dépuratifs ».

J'espère que le mal actuel guérira ; mais il serait possible que la cure entraînât encore plusieurs mois.

Au mois de juin de l'année suivante, la mère de l'enfant écrivait à M. Verneuil : « Il y a un mois, ma petite fille était telle que vous l'aviez vue ; elle avait très bien supporté le froid rigoureux de cet hiver et je croyais sa santé raffermie ; puis sont survenus les malheureux symptômes que vous signale le médecin qui, tous les jours, lui donne ses soins... »

Voici quels étaient les renseignements fournis par M. le Dr Laporte :

Il y a un mois environ, la jeune malade a été prise de vomissements qui survenaient au début du repas. Ils ont cédé très facilement. Pas d'autres phénomènes.

Deux ou trois jours après, on constatait le matin au réveil une légère bouffissure de la région sous-orbitaire de chaque côté ; puis est survenu un œdème des membres inférieurs qui débuta par la jambe malade. Cet œdème qui ne dépasse pas le genou a le matin complètement disparu ; le soir, quand l'enfant se couche, il est redevenu ce qu'il était la veille. Rien au genou.

Au cœur, léger bruit de souffle au premier temps et à le base. Géphalalgie survenant de temps en temps et déjà fort ancienne.

Les urines du matin, claires, contiennent une grande quantité d'albumine, réaction très peu acide. Celles du soir, plus foncées, paraissent en contenir davantage.

La quantité n'a pas subi de variation sensible.

Pas de troubles oculaires.

L'appétit, quoiqu'un peu irrégulier, est bon : pas de fièvre ; le sommeil est tranquille, la malade reste bien une grade partie de la journée. »

Le traitement, qui consistait d'abord en fer réduit, eau de Vals, auquel on ajouta, à l'apparition de l'œdème, une alimentation lactée, et l'administration de teinture de scille et de digitale. de l'acide gallique, de temps en temps un purgatif drastique n'amena pas de changement notable dans les symptômes ; ni de diminution de la quantité d'albumine, on constata seulement un retour des règles qui avaient été presque supprimées le mois précédent. »

Cette dernière observation est donc encore un exemple ajouté à tant d'autres de la manière, dont se terminent les affections, qui entraînent une suppuration de longue durée et surtout les affections osseuses.

L'enfant traverse les premiers accidents d'une redoutable ostéo-périostite qui a intéressé l'articulation coxo-

fémorale ; puis une longue période secondaire de réparation s'écoule (deux ans et demi), sans que la santé générale paraisse avoir subi une atteinte bien sérieuse et
persistante ; c'est au point qu'on conserve l'espoir de voir
les forces de l'enfant suffire à la réparation complète des
désordres produits ; mais l'altération des reins commence, se fait insidieusement, et peu à peu s'accuse par les
sympômes habituels : l'enfant pâlit, perd sa gaieté et son
activité habituelle, dépérit rapidement ; l'affection viscérale va décider du dénouement.

C'est toujours le même enchaînement ; sous l'influence
vraisemblable de la septicémie chronique qui résulte de ces
affections osseuses à longue échéance, les éléments du rein
subissent les altérations que nous avons observées chez
nos malades précédents ; il se fait une néphrite parenchymateuse lente, n'en n'aboutissant pas moins aux lésions
et aux conséquences du mal de Bright.

Les deux affections constituées, alors non seulement
marchent de pair, mais s'entr'aident, s'entr'activent, di-
rait-on mieux, pour effondrer l'organisme bientôt à bout de
résistance.

De tous ces faits et considérations, la conclusion est
qu'il y a tout à fait urgence à reconnaître la complication
rénale dès le début, parce qu'elle fournira des indications
thérapeutiques des plus nettes. En effet, lorsqu'elle est
tout à fait récente, qu'elle est encore, pour ainsi dire, en
préparation seulement, il sera nécessaire d'user de tous les
moyens opératoires et autres pour délivrer le sujet du foyer
de suppuration et de septicémie, d'où partent l'intoxication
générale et ses déterminations viscérales.

Plus tard, on sera exposé à une double cause de revers :
d'une part à la gravité désastreuse de toute tentative opéra-

toire chez un albuminurique confirmé; d'autre part à la persistance presque certaine de la lésion rénale même quand on parviendrait, à ce moment, à en annihiler la cause première. Et la seule manière de saisir le moment opportun où l'expectation devient dangereuse, à cet égard, et où une intervention est encore permise et raisonnable, c'est d'avoir toujours l'esprit en éveil au sujet de l'éventualité dont est menacé tout blessé de cette catégorie.

Il est évident qu'alors il ne faudra pas attendre la manifestation symptomatique de la lésion rénale; il sera indispensable de soupçonner celle-ci, encore à l'état latent. C'est en soumettant fréquemment l'urine de ces malades à un examen attentif qu'on arrivera à cette notion; il ne sera pas suffisant de chercher l'albumine; il faudra recueillir la quantité des urines rendues dans les vingt-quatre heures; car cette quantité peut déjà être un élément précieux. de diagnostic, et, en second lieu, faire la recherche des cylindres qui paraissent, dans ces sortes de néphrites, se produire de très bonne heure; et c'est aux premiers indices de l'affection rénale qu'on aura recours à l'intervention chirurgicale, si elle est possible; plus tard, elle serait inutile ou dangereuse.

Là encore, c'est donc comme l'a dit M. Verneuil, l'état constitutionnel qui est la meilleure source des indications opératoires.

INDEX BIBLIOGRAPHIQUE

RAYER. — Traité des maladies des reins, 1839.

JOHN LEVER. — Cases of hemorrhage occuring after delivery and complicated. With disease of the spleen and Kidneys. Guy's Hosp. Rep., 1842.

NORMAN CHEVERS. — Recherches sur certaines causes de mort après les lésions traumatiques et les opérations chirurgicales dans les hôpitaux de Londres. Guy's Hospital Rep., 1845, traduct. franç. dans le Journal de chirurgie de Malgaigne, août 1845.

VERNEUIL. — De l'influence des états diathésiques sur le résultat des opérations chirurgicales. Congrès médical international de Paris, 1867.

— Bull. Acad. de méd., 1869, et Mémoires de chirurgie, t. II.

— Bull. Soc. de chir., janvier et février 1869.

— Bull. Soc. de chir., juin 1881.

J. PAGET. — Clinical lectures. The Lancet, 1867. Clinique chirurgicale, traduct française, L.-H. Petit, 1877.

BILLROTH. — Die allgemeine chirurgische Pathologic, 1863, trad. fran., 1867.

H. FISCHER. — Die Septsiche Nephritis. Breslau, 1868.

ROSENSTEIN. — Traité des maladies des reins.

CORNIL. — Thèse d'agrégation, 1869.

— Archiv. de physiologie, 1875.

— Journal de l'anatomie et la physiologie du professeur Robin, 1879.

CORNIL et RANVIER. — Manuel d'histologie pathologique.

CALMETTES. — Bull. Soc. anat., 1868.

ZANTIOTIS. — Relations qui existent entre l'albuminurie et les affections chirurgicales. Th. Paris, 1869.

JOHN BIRKETT. — The results of amputations of portions of the limbs on acconat of injuries and diseases, especially in reference to the causes of the mortality, after such operations. Guy's hosp Rep., 1870, t. XV. Bulletins de la Soc. anat., 1873. Dis-

cussion sur la dégénérescence graisseuse du rein par septicémie chirurgicale : Pozzi, Cornil, Parrot, Trélat, Verneuil, Ranvier.

BERGER. — Thèse d'agrégation, 1875.

BLUM. — Thèse d'agrégation, 1875.

REVANY. — Des relations de l'érysipèle avec les affections rénales. Th
Paris, 1876.

MALDANT. — Des relations de l'érysipèle avec les maladies des voies
urinaires. Th. Paris, 1876.

BOUILLY. — Des lésions traumatiques portant sur les tissus malades.
Th. Paris, 1877.

—   Des rapports du traumatisme et des affections constitutionnelles. Revue critique, in Arch. génér. de médecine, 1877-
1878.

LÉCORCHÉ. — Traité des maladies des reins, 1875.

LANCEREAUX. — Dict. encyclopéd. des sc. médic. Art. Rein.

DEPASSE. — Des calamités chirurgicales après les petites opérations.
Th. de Paris, 1877.

LENEVEU. — Contribution à l'étude des maladies chirurgicales à urines
albumineuses. Th. Paris, 1878.

NICAISE. — Revue de médecine et de chirurgie, 1878.

VINCENT. — De la mort prompte en chirurgie. Th. agrég., 1878.

COMBY. — Bull. de la Soc. anat., 1880.

MAYOR. — Contribution à l'étude des lésions des reins chez les femmes
en couches. Th. Paris, 1880.

DURET. — Progrès médical, 16 oct. 1880.

BRAULT. — Contribution à l'étude des néphrites. Th. Paris, 1881.

BOUCHARD. — Leçons sur les maladies infectieuses, résumées par Lan-
douzy.

—   Revue de médecine, janvier 1881.

G. BALLET. — Contribution à l'étude du rein sénile. Revue de médecine,
n° de mars et suiv., 1811.

J.-M. CHARCOT. — Maladie de Bright et néphrite interstitielle. Leçons
rédigées par Brissaud. Revue de méd., juin 1881.

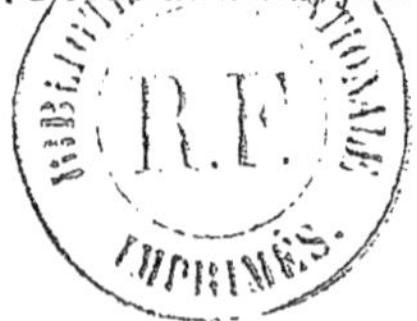

Paris. — A. PARENT, imprimeur de la Faculté de médecine, rue Monsieur-le-Prince, 31.
A. DAVY, successeur.

PUBLICATIONS

DE LA LIBRAIRIE ADRIEN DELAHAYE ET E. LECROSNIER

Traité d'anatomie descriptive, avec figures intercalées dans le texte, par
PH.-C. SAPPEY, professeur d'anatomie à la Faculté de médecine de Paris, etc.
3º édition entièrement refondue. 5 vol. in-8, 1876-77 .... 60 fr.
    Cartonné .... 65 fr.
    Quelques exemplaires sur papier vélin .... 80 fr.

Traité d'anatomie générale appliquée à la médecine ; embryologie, éléments
anatomiques, tissus et systèmes, par L.-O. CADIAT, agrégé à la Faculté de
médecine de Paris, directeur-adjoint du laboratoire d'histologie, etc., avec
une introduction de M. le professeur Ch. Robin. 2 vol. in-8 avec 489
figures intercalées dans le texte .... 28 fr.

Anatomie descriptive et dissection, contenant un précis d'embryologie, la
structure microscopique des organes et celle des tissus, par le docteur J.-A.
FORT, professeur libre d'anatomie et de chirurgie, etc. 3º édition revue et
augmentée. 3 vol. in-12 avec 1227 figures intercalées dans le texte .. 30 fr.
1879 .... 12 fr.

Leçons d'anatomie générale sur le système musculaire, par le docteur
RANVIER, professeur d'anatomie générale au Collège de France, etc., recueil-
lies par J. Renaut. 1 vol. in-8 avec 96 figures intercalées dans le texte. 1880.
Broché .... 12 fr.

Manuel d'anatomie, par le docteur FORT. Deuxième édition du résumé d'anatomie, revue, corrigée et augmentée. 1 vol. in-18 de 824 pages avec 151
figures dans le texte. 1875 .... 7 fr. 50

Anatomie pathologique de l'œil, par le docteur PANAS, professeur de clinique ophthalmologique à la Faculté de médecine de Paris, etc., et le docteur A. REMY. 1 vol. in-8 avec 26 planches, dont 6 en chromolithographie
Cartonné .... 13 fr.

Éléments d'anatomie comparée des animaux invertébrés, par le professeur Th.-H. HUXLEY, membre de la Société royale de Londres. Ouvrage
traduit de l'anglais par le docteur G. DARIN, avec une préface, des notes et un
chapitre sur les principes de la biologie, par le professeur GIARD. 1 vol.
in-18 avec 156 figures intercalées dans le texte .... 6 fr.

Curabilité et traitement de la phthisie pulmonaire, leçons faites à la Faculté de médecine par S. JACCOUD, professeur de pathologie médicale à la Faculté de Paris, etc. 1 vol. in-8, 10 fr., cartonné .... 11 fr.

Études cliniques sur l'hystéro-épilepsie ou grande hystérie, par le docteur PAUL RICHER, ancien interne lauréat des hôpitaux de Paris, etc., pré-
cédé d'une lettre-préface de M. le professeur J.-M. CHARCOT. 1 vol. in-8 avec
105 figures intercalées dans le texte et 9 gravures à l'eau forte 1881 ... 19 fr.
    Cartonné .... 20 fr.

Des dyspepsies gastro-intestinales. Clinique physiologique, par G. SÉE,
professeur à la Faculté de médecine de Paris, etc. 1 vol. in-8. 1881 .... 10 fr.
    Cartonné .... 11 fr.

Traité de pharmacie galénique, par E. BOURGOIN, professeur à l'École
supérieure de pharmacie de Paris, etc. 1 vol. in-8 avec 89 figures intercalées dans le texte .... 16 fr.
    Cartonné .... 17 fr.

Traité clinique et pratique des maladies mentales, par J. LUYS, membre
de l'Académie de médecine, médecin de la Salpêtrière, etc. 1 vol. in-8 avec 27
figures intercalées dans le texte et 10 planches coloriées et photo-microgra-
phiques .... 17 fr.
    Cartonné .... 18 fr.

Études médicales faites à la maison municipale de santé (Maison Dubois),
par le docteur LECORCHÉ, professeur agrégé à la Faculté de médecine de
Paris, etc , et Ch. TALAMON, interne des hôpitaux. 1 vol. in-8 avec 10 figures
intercalées dans le texte et 4 planches en chromolithographie ... 12 fr.

Guide aux villes d'eaux, bains de mer et stations hivernales, par
des médecins et des écrivains spéciaux, publié par le docteur MACÉ,
1 fort volume in-18 cartonné .... 10 fr.

Éléments de pathologie exotique. 1º Maladies infectieuses. 2º Maladies
des organes et des appareils. 3º Animaux et végétaux nuisibles, par
M. NIELY, professeur d'hygiène et de pathologie exotique à l'École de médecine navale de Brest, etc. 1 vol in-18 avec 29 figures dans le texte.... 10 fr.

Leçons de thérapeutique, faites à la Faculté de médecine de Paris, etc..
recueillies et publiées par le docteur LEBLANC, 2º édition, 1 vol. in-8, 1880. 10 fr,

Paris. — A. PARENT, imprimeur de la Faculté de médecine, rue Monsieur-le-Prince. 31.

A. DAVY, successeur.